KB004803

웃음,
뇌에 불을 켠다

웃음, 뇌에 불을 켠다
최고의 웃음 치료사 이임선의 '21일 웃음 프로젝트'

2019년 8월 30일 초판 1쇄 발행. 이임선이 지었으며, 그림은 정원재가 그렸습니다. 도서출판 샨티에서 박정은이 펴냅니다. 편집은 이흥용이, 표지 및 본문 디자인은 김경아가 하였으며, 마케팅은 강인호가 합니다. 인쇄는 수이북스, 제본은 성화제책에서 하였습니다. 출판사 등록일 및 등록번호는 2003. 2. 11. 제25100-2017-000092호이고, 주소는 서울시 은평구 은평로 3길 34-2, 전화는 (02) 3143-6360, 팩스는 (02) 6455-6367, 이메일은 shantibooks@naver.com입니다. 이 책의 ISBN은 979-11-88244-41-6 03510이고, 정가는 14,000원입니다.

ⓒ 이임선, 2019

이 도서의 국립중앙도서관 출판시도서목록(CIP)은 eCIP홈페이지(http://www.nl.go.kr/ecip)와 국가자료공동목록시스템(http://www.nl.go.kr/kolisnet)에서 이용하실 수 있습니다.(CIP제어번호 : CIP2019032287)

최고의 웃음치료사 이임선의 '21일 웃음 프로젝트'

웃음,
뇌에 불을 켠다

이임선 지음

【산티】

아프리카의 한 부족은 우울증에 걸린 사람에게
네 가지를 질문한다고 합니다.

마지막으로 춤춘 것이 언제인가?
마지막으로 노래한 것은 언제인가?
마지막으로 자신의 이야기를 한 것이 언제인가?
마지막으로 고요히 앉아본 것이 언제인가?

나는 여기에 한 가지 덧붙이고 싶은 질문이 있습니다.

마지막으로
크게 웃어본 것이 언제인가?

뇌를 숨 쉬게 하고, 뇌에 불을 켜는 가장 좋은 방법이 웃음입니다!

웃음 교실에 오신 여러분, 환영합니다. 이제부터 저와 함께 하루에 하나씩 웃음의 방법들을 배우면서 웃음의 세계로 천천히 여행을 떠나실 거예요. 하루에 하나가 부담스럽거나 아주 천천히 웃음이 몸에 배게 하고 싶다면 일주일에 하나씩 연습하셔도 좋습니다. 웃음 기법 하나를 배워서 그것이 자연스럽게 몸에 밸 때까지 일주일이고 열흘이고 해보는 거지요.

여러분은 배가 아프고 눈물이 찔끔 날 정도로 웃어본 것이 언제인가요? 기억조차 가물가물하다면 이제부터 조금씩 우리 삶에 웃음을 채워가 볼까요?

그런데 웃음은 누가 대신 채워줄 수 있는 게 아닙니다. 자신이 채워야 합니다. 밥 다 해놓고 안 먹으면 누구 손해죠? 안 먹는 본인만 손해지요. 조금이라도 웃고, 생활의 활력을 되찾겠다는 마음으로 이 책을 펼쳐 들었다면, '어디 너 얼마나 웃긴가 보자' 하는 마음으로 책을 보지 마시고, 자신을 활짝 열고 한 가지라도 따라해 보시고, 마음에 드는 것은 자신의 것으로 가져가시기 바랍니다.

따라하다 보면 조금씩 자신에게 맞는 방식을 직접 개발할 수도 있을 겁니다. 그렇게 자신에게 웃음을 더 많이 허용하겠다는 마음으로 이 책을 펼치시길 부탁드립니다.

이 책은 총 21일 코스로 구성되었습니다. 각각의 날에는 쉽게 해볼 수 있는 웃음 기법이 소개되어 있고, 필요한 경우 웃음 동작을 동영상을 보고 따라할 수 있도록 QR코드도 넣어두었습니다.

우리의 뇌는 익숙하지 않은 것에는 저항을 일으킨다고 해요. 사람 생체 시계가 교정되는 최소한의 시간이 21일이고, 이것은 생각이 대뇌피질에서 무의식의 뇌인 뇌간까지 내려가는 최소한의 시간과도 같다고 합니다. 21일이 되면 반복했던 그 생각이나 행동에 대한 '베이비 뉴런'이 생성된다고 하는데요, 말 그대로 이제 막 생겨난 '베이비' 뉴런이기 때문에 아기 돌보듯 돌보면서 강화시켜 가는 노력을 해야 그것이 내 것으로 자리를 잡게 됩니다.

우주 비행을 하는 우주인들도 무중력 상태에 적응하기 위해 특별한 장치에 들어가 우주와 비슷한 환경에 적응하는 훈련을 하는데요, 이때 21일을 훈련한다고 합니다. 만일 어떤 사정으로 인해 하루를 걸렀다면 처음 1일부터 다시 시작한다고 해요. 그러니 여러분, 새로운 베이비 뉴런이 생길 수 있도록, 또 그것이 완전히 내 것으로 자리를 잡을 수 있도록 우리 같이 21일간, 그리고 그 뒤로도 웃음 속에 머물도록 노력해 봅시다.

웃음이 여러분 일상에 자리 잡는다면, 이 책의 제목

처럼 뇌에 환한 불이 켜질 것입니다. 웃음 운동이 우리의 뇌를 더 젊고 건강하게 해주기 때문인데요, '웃음'은 '위의 숨', 즉 머리가 숨 쉬는 것을 말합니다. 뇌가 숨을 쉴 때 더 건강해진다는 건 두말할 필요 없겠지요.

사람들은 "웃을 일이 없다"고, "웃을 일이 있어야 웃지"라고 말합니다. 더구나 제가 근무했던 곳이 병원이다 보니 웃음이 많으냐 부족하냐 하고 물으면 다들 "부족하다"고 대답합니다. 그런데 가만 생각해 보면 웃음을 잃고 살아서 병원에 오게 된 건 아닌가 싶습니다. 그래서 저는 웃다 보면 퇴원도 빨리 하게 되리라 생각해요. 그러니 지금 이 책을 읽는 여러분이 병원에 계시다면 더 많이 웃어야 할 이유가 충분한 거고요, 다행히 병원에 있지 않다면 더 많이 더 편하게 웃을 수 있으니 그 또한 행복하게 웃을 일이지요.

제가 30년간 환자들을 돌보고, 15년간 웃음 치료를 하면서 확실히 알게 된 것 하나는 입을 열고(다시 말해 웃음을 짓고) 항문을 조인(엉덩이 근육에 힘이 생긴) 사람은 살고, 반대로 입을 닫고(웃지 않고) 항문이 열린(힘없이 근육이 풀어진) 사람은 건강이 악화되더라는 사실입니다.

이 책에 수록된 '웃음으로 삶이 바뀐 사람들'의 다양한 사례가 이 사실을 더욱 분명하게 뒷받침해 주고 있습니다.

지금부터 여러분과 함께할 이 즐겁고 수상한 작업이 여러분의 숨소리를 바꾸어낼 것을 기대해 봅니다. 건강하고 행복한 사람은 자신의 숨소리가 크게 들리지 않거든요. 한숨과 신음소리 대신 웃음소리를 높이고, 앓는 소리 대신 순간순간 감탄사를 터뜨려보도록 해요. 그러면 자연히 우리의 머리도, 눈도, 몸도 마치 불이 켜진 것처럼 반짝반짝해질 것입니다.

21일간의 웃음 프로젝트가 바로 그 스위치가 되어줄 겁니다.

자, 그럼 이제 시작해 볼까요?

차 례

동영상 보기

입 꼬리를
올려요

입 꼬리에 숨겨진 비밀을 아세요? 얼굴에 어떤 변화도 주지 않고 입 꼬리만 살짝 내려보세요. 덩달아 눈빛도 변하는 걸 볼 수 있을 거예요. 하지만 입 꼬리를 올리면 눈빛도 덩달아 웃는 걸 보게 될 겁니다.

얼굴 표정이 내 감정을 지배합니다. 이것을 '안면 피드백 효과'라고 하는데요, 억지로 지은 표정이라도 감정과 뇌의 변화를 불러오는 효과가 있다고 해요.

자, 두 사람이 함께 해볼 수 있다면 이렇게 해보세요. 마주보고 엄지와 검지를 벌려 턱 밑에 V라인을 만들어주며 살짝 올린 뒤 "우후~" 소리를 내면서 입 꼬리를 3초간 올린 채로 있습니다. 그 상태로 "에이씨~"라고 서로 욕을 해봅니다. 느낌이 어떤가요? 욕을 해도 기분이 나쁘지 않지요? 이것은 입 꼬리를 올리면 이미 뇌에 기분 좋다는 신호가 전달되고, 목소리에는 감정을 걸러내는 필터가 없어 기분 좋은 소리를 낼 수밖에 없기 때문입니다.

반대로 입 꼬리를 아래로 내린 채로 3초쯤 머물면서 상대방에게 "사랑한다" "존경한다"고 말해보세요. 듣는 사람한테는 그 말이 진심으로 느껴지지 않습니다. 입 꼬리가 내려가면 덩달아 기분이 가라앉고, 그 기분 그대로 목소리가 전달되기 때문입니다. 또한 대뇌의 감정 중추와 표정을 담당하는 운동 중추가 매우 가까이 있어 얼굴 표정의 정보가 그대로 뇌로 전달된답니다.

입 꼬리가 내려가면 가슴이 답답해지고, 좋지 않은 우울한 감정이 꿈틀거리게 됩니다. 그리고 나도 모르는 사이에 한숨이 올라오지요. 근심 걱정으로 어깨를 움츠리고 고개를 숙인 채 좁아진 기도를 타고 한꺼번에 몰아 내쉬게 되는 숨소리가 바로 한숨이 되는 겁니다. 어느 정신과 의사의 보고대로 일주일간 계속해서 한숨을 쉬면 실제 우울증 환자가 되어버린다고 합니다.

저는 늘 입 꼬리 올리는 연습을 하는데요, 네모난 공간에 들어가거나 네모난 물체 앞에 서면 무조건 입 꼬리를 끌어올립니다. 출근하기 전 거울 앞에서도, 엘리베이터나 버스를 탈 때도 의도적으로 "우후~" 하며 입 꼬리를 올린답니다. 그러면 기분이 좋아져요. 이렇게 입 꼬리를 올리기 시작한 뒤로는 왠지 살아있음에 감사하게 되고, 이렇게 출근할 수 있다는 사실에 감사하게 되고, 오늘은 어제보다 더 기분 좋은 상태에서 일을 하게 됩니다.

입 꼬리 올리기

우리 함께 입 꼬리 올리는 연습을 해볼까요? 따라해 보세요. "자기야~ 우리 자기, 착한 자기, 씩씩한 자기 사랑해~" 소리 내어 말하고, 입 꼬리를 10초 이상 올린 채로 있습니다. 기분이 좋아지지요? 이번에는 자신의 이름을 부르며 해볼까요?

"ㅇㅇ아~ 이쁜 ㅇㅇ이, 오늘도 열심히 살아준 ㅇㅇ아, 사랑해~"

입 꼬리를 올리고 10초 동안 있다가 다시 10초간 이완시킵니다.

자, 이번엔 입 꼬리를 살짝 귀 뒤로 올려봅니다. 턱 밑에 손가락 또는 손등을 살짝 받치고 "우후~" 소리를 내면서 입 꼬리를 10초 이상 의도적으로 올리고 있으세요. "김치 쪼가~리" 해도 좋습니다. 올라가는 순간 대협골근과 소협골근이 약간 수축하면서 좋은 기분이 밀려옵니다. 이때 한숨이 사라집니다. 아니 한숨을 내쉴 수가 없습니다. 세상에 나보다 더 사랑스러운 사람이 없다는 기분이 들 거예요.

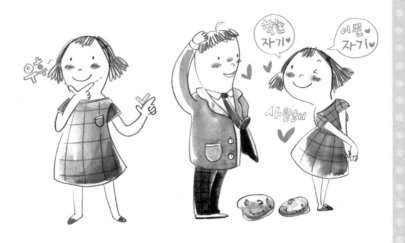

QR코드를 찍으면
입 꼬리 올리기 동영상을 볼 수 있습니다.

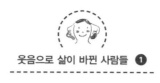
8년간 웃지 못한 남자

나를 찾아온 사람 중에 쉰세 살의 남자가 있었다. 8년째 우울증 치료를 받고 있으나 수시로 재발하여 병원에 입원까지 했었다. 〈무엇이든 물어보세요〉라는 텔레비전 프로그램에 출연한 나를 보고 부인과 함께 찾아와서 한 첫마디가 "나도 좀 웃겨주세요"였다. 아무리 웃으려 해도 안 됐는데 텔레비전에서 내가 입 꼬리를 올리고 "우후~" 하라고 하는 건 그런대로 따라하겠더란다.

볼 근육을 잡아보았더니 8년간의 우울증으로 보조개 근육과 대협골근, 소협골근, 입술구륜근 들이 거북이 등껍질마냥 딱딱하게 굳어 있었다. 그런데 유난히 내 마음을 요동치게 했던 것은 부부의 눈빛이었다. 독수리 같은 눈빛 속엔 죽고 싶지만, 또 살고 싶어 하는 마음이 담겨 있었다. 삶과 죽음의 갈림길에서 자신의 의지와 무관하게 심하게 갈등하는 환자의 눈빛과 사랑하는 사람을 어쩌지 못하는 보호자의 애절한 눈빛을 보며 두 부부를 위한 웃음 치료를 시작했다.

하지만 입술 끝, 윗입술과 아랫입술 끝이 맞닿는 구각이 깔끔하게 떨어지지 않았다. 나선형 구조의 입술 근육이 아래로 처져 있었다. 입술 근육을 끌어올리기 위해 아주 쉬운 것부터 시작했다.

바로 손가락 물기 웃음 기법이다. 단계별로, 처음에는 손가락 한 개를 살짝 물고 "아하하하~" 하며 그 상태를 10초 이상 유지한다. 그 다음엔 손가락 두 개를 물고 "아하하하~" 하며 10초 이상 유지하고, 그 다음엔 손가락 세 개, 그 다음엔 네 개를 물고 10초 이상 유지하면서 "아하하하~" 웃는다.

그 다음은 '좋아해, 사랑해' 웃음이다. '사랑해, 좋아해, 미안해, 축하해' 같은 긍정의 단어를 수시로 말하되 마지막 글자 '해'를 말할 때 힘을 주고 입 꼬리를 10초 이상 올리고 있는 것이다. 꼭 10초 이상 하고 있어야 한다.

그 다음은 바나나 웃음! 먼저 바나나를 떠올리면서 "바나나~" 하면서 입 꼬리를 바나나 모양으로 10초 이상 올린다. 세 번 정도 반복한다. 쉽게 되지 않을 때는 양쪽 입 꼬리를 살짝 손끝으로 들어 올리면서 "아하하하~" 크게 웃어준다.

부부가 함께할 수 있는 시간에는 하회탈 웃음을 알려주었다. 가운데손가락으로 양쪽 눈 끝 까마귀 발 주름을 잡고 내린다. 서로 가까이 서서 마주보면서 "나 귀엽지" 하고 10초간 마주보고 웃는다.

다음은 까마귀 발 주름은 내리고, 엄지로 양쪽 입 꼬리는 올리고, 나머지 손가락으로 볼을 살짝 붙잡고 마주보면서 "나 예쁘지~" 하면서 10초 이상 마주보고 웃는다.

입 꼬리를 바로잡기 위해 입 꼬리 끌어올리기 연습이 시작되었고, 부부는 숙제로 낸 분량보다 조금 덜 해왔지만, 2주일 만에 남편의 얼굴은 몰라보게 달라졌다.

다음 단계는 한숨소리를 없애는 것이었다. 근심 걱정이 많거나 우울한 사람이 혼자 있으면 자기 귀에 들리는 소리는 한숨소리뿐이다. 이 한숨소리가 듣기 싫어서 귀를 틀어막으면 이번에는 가슴에서 울려 나온다고 했다. 손으로 가슴을 누르기만 해도 불쑥불쑥 삐져나오는 이 한숨을 줄여주기로 했다.

한숨이 나올 타이밍에 의도적으로 입 꼬리 올리기를 했다. 놀랍게도 한숨은 입 꼬리가 올라간 높이만큼 아래로 힘없이 쑥 내려갔다. 흔적도 없이 사라진 것이다.

이렇게 연습하도록 하고 한 달이 지났을 무렵, 음료수 한 박스를 들고 해맑은 미소를 띤 채 부부가 다시 나를 찾아왔다. 놀랍게도 눈웃음이 살아나 있었다. 입 꼬리가 올라가고 50일 만에 완연하게 자리 잡은 눈가의 까마귀 발 주름이 사람을 이렇게 온화하게 보이게 하다니 놀라웠다! 물론 한숨소리도 더 이상 들을 수 없었다.

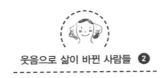
희망을 되찾은 어머니와 아들

중학교 3학년인 이 군은 웃음 치료와 약물 치료를 받기 위해 매주 엄마와 함께 지방에서 올라온다. 어린 나이에 뇌종양 수술을 받았고, 뇌수술로 인해 오른쪽 눈썹 위가 움푹 들어가고 눈매가 아래로 처져 누가 봐도 중증 환자로 보였다. 하지만 웃음 치료를 받는 동안에는 장애가 느껴지지 않고 해맑게 웃는 모습이 마치 천사 같았다. 다행히도 웃음 치료 이후 얼굴 모양도 조금씩 바로잡혀 가고 있었다.

힘든 약물 치료를 받고 웃음치료교실에 오곤 했는데, 약물 치료 후엔 금방이라도 토할 듯 속이 울렁거렸지만,

사람들이 웃는 소리를 듣다 보면 잠시라도 구토증을 잊게 된다고 했다. 엄마는 사람들과 어울려 한바탕 웃고 가면 아이가 두통 없이 편히 잠들어서 웃음치료교실을 빠지지 않고 참석하게 된다고 했다.

처음에는 하늘을 몹시 원망했다고 한다. 원망과 함께 분노로 하루하루가 지옥 같던 어느 날, 병원측으로부터 웃음 치료를 받아보면 어떻겠느냐는 얘기를 듣고 밑져야 본전이라는 생각으로 참석하게 됐는데, 웃음을 만나면서 자신의 인생도 180도 달라졌다고 했다.

다행히도 아들이 쉽게 웃음보를 열어주었고, 아들이 웃는 모습을 보면서 엄마도 실로 오랜만에 웃을 수 있었단다. 지금은 웃음 치료 시간이 가장 즐거운 시간이라면서, 집으로 돌아가는 기차 안에서도 아들과 함께 웃음 연습을 한다고 했다. 걱정과 불안으로 고통스러웠던 귀가길이 지금은 건강을 되찾겠다는 의지와 희망의 길이 된 것이다. 엄마는 아들의 웃음소리를, 아들은 엄마의 웃는 얼굴을 볼 수 있어서 좋다는 모자, 지금도 웃음 치료 시간에 제일 크게 웃는다.

2일째

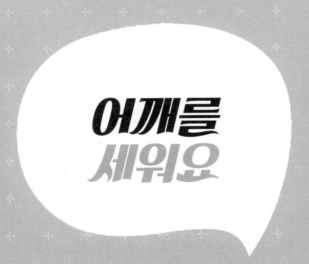

어깨를
세워요

성공한 남자들의 비밀이 어깨 높이에 있다는 광고, 본 적 있으세요? 섹시하고 건강한 여자의 아름다움도 어깨 높이에 있습니다. 어깨가 반듯하게 세워져 있을 때 쇄골이 살짝 패여 외관상 아름다워 보이기도 하지만, 실제 자신감 있어 보이는 당당함, 그것이 진짜 아름다움이죠.

저는 웃음 치료를 하면서 웃음을 잃어버린 환자들의 어깨 높이에 관심이 가기 시작했는데요, 어깨 높이와 건강의 상관 관계가 분명하게 보이기 시작했습니다. 우리 몸 어느 한구석이 콩알만큼만 아파도 어깨를 움츠리거나 축 처져서 의사를 찾아옵니다. "여기가 아파요"

라고 말하기 전에 이미 어깨가 푹 꺼져 있지요. 어딘가 아픈 사람이 어깨를 쭉 펴고 들어와 "선생님, 저 어디가 아파요"라고 말하는 걸 본 적이 없습니다. 반면 자신감 있고 건강한 사람의 어깨 높이를 보면 반듯하게 세워져 있는 경우가 많습니다. 자신이 없는 사람들 역시 어깨 높이는 내려가게 마련이죠.

물론 환자가 어깨를 움츠리게 되는 것은 통증 때문이죠. 통증은 기분을 우울하게 하고, 우울하면 세로토닌이 부족한 상태가 됩니다. 세로토닌이 우리의 기분을 좋게 하고 행복한 감정을 유지하게 하는 것 말고도, 입꼬리와 어깨, 허리, 뒤꿈치 등을 끌어올리는 근육의 힘을 조절하는 역할도 한다는 사실, 아세요?

세로토닌이 부족하면 근육을 들어올리기 힘들기 때문에 입꼬리가 내려가고, 고개와 어깨가 축 처질 수밖에 없는 거죠. 그리고 어깨가 처지면 척추가 굽게 되고, 척추가 앞으로 휘면 가슴이 억눌리고, 가슴이 답답해지면 한숨이 나오고 마음까지 답답해집니다. 그러면 웃을 기분도 사라지고 실제로 얼굴에서 웃음이 사라지지요. 의도적으로라도 어깨를 세우세요. 그렇다고 어깨를 긴장시켜 들어 올리는 게 아니라 목은 세우되, 귀와 어깨 사이는 최대한 멀게, 그리고 양쪽 견갑골이 등 뒤에서 서로 가까워지는 느낌으로 가슴을 쫙 펴주면 어깨와 허리, 꼬리뼈는 저절로 반듯하게 세워집니다.

나 대단한 사람이야

신나는 음악에 맞추어 한쪽 어깨를 섹시하게 돌리면서 어깨 근육을 푸세요. 다른 한쪽 어깨도 서서히 돌리고요. 충분히 양쪽 어깨를 돌리면서 어깨를 세우고 허리를 꼿꼿하게 펴세요. 그 다음 손뼉을 크게 친 뒤, 한 손은 허리에 올리고, 다른 한 손은 웅변을 하는 사람처럼 여러 사람 앞에 쭉 펼치면서 한마디 합니다. "나, 대단한 사람이야. 왜냐하면 무엇무엇 하니까~"라고 말해보세요.

듣는 사람은 놀라운 표정과 감동을 머금고 감탄사를 날려주면서 환호와 함성을 10초 이상 보내줍니다. 대단하다고 말한 사람도 함께 따라 웃습니다. 예를 들면 "나~ 대단한 사람이야. 왜냐하면 6개월에 14킬로그램 뺐거든" 이렇게 말하면, 모두 박수로 칭찬의 마음을 보냅니다.

"나 대단한 사람이야. 왜냐하면 항암제 열여섯 번 맞고도 웃고 있거든~ 아하하하."

"나 대단한 사람이야. 암에 걸렸지만 지금까지 살아있거든."

자신의 장점이나 대견한 점을 말하면서 함께 공감하고 박수를 보내고 격려하는 시간을 갖다 보면 웃기도 많이 웃게 되지만 가슴 속에서 기운이 불끈 솟아나는 것을 느낄 수 있답니다.

주변에 함께 웃어줄 사람이 없더라도 거울을 보며 스스로에게 말해보세요. "나 대단한 사람이야. 왜냐하면~" 하고요.

응용하여 할 수 있는 것으로 '신문 일면에 나왔어요'가 있습니다. 신문지를 네 번 접은 뒤 가운데를 찢어 둥근 모양이 나오도록 합니다. 구멍 난 부위에 자신의 얼굴을 내밀고 음악에 맞춰 큰 웃음소리를 내며 걷다가, 음악이 멈추면 눈이 마주친 사람끼리 서서 "어머~ 어떻게 신문 일면에 나오셨어요?"라고 묻습니다. 질문을 받은 사람이 자기가 왜 신문 일면에 나오게 되었는지 한마디씩 하고 호탕하게 웃습니다.

"웃음 다이어트로 살을 10킬로그램이나 뺐더니 너무 예쁘다고

1면 모델이 되어달래서요" 등등 즐거운 웃음 인사를 나누거나 자

기 자랑을 합니다.

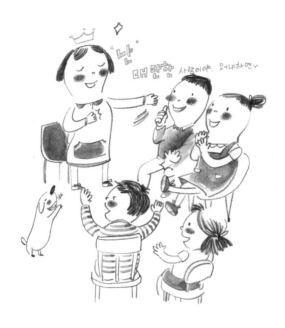

**QR코드를 찍으면
나 대단한 사람이야 동영상을 볼 수 있습니다.**

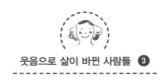
나를 긍정하고 받아들이기

7년째 폐암 투병중인 76세 남자분이 어느 날 웃음치료 교실에 오셨다.

그분은 폐암 진단 후 하늘이 무너지는 것만 같았는데, 그래도 수술만 받으면 살 것 같은 희망에 수술 날짜만 손꼽아 기다렸단다. 그러나 수술을 받고 나니 그게 끝이 아니었다. 45차례의 방사선 치료가 기다리고 있었고, 방사선 치료도 처음엔 견딜 만했지만 갈수록 힘이 들고 밥맛은커녕 살고 싶은 마음 반나절, 죽고 싶은 마음 반나절이더란다.

3년 후 재발해서 또 수술받고 항암 치료를 받으며

병원에서 하라는 대로 다 했다고 한다. 눈이 오나 비가 오나 제 시간에 와서 피 뽑고, 엑스레이 찍고, CT 찍고…… 의사를 만나러 가기까지 심장은 두근거리다 못해 굳어가는 느낌이었다고 한다.

그렇게 7년을 투병했는데, 첫 2~3년은 온 가족이 "아버님, 아버지, 여보" 하면서 건강에 좋다는 음식이며 약이며 부지런히 챙겨주고 자신도 크게 미안하지 않았는데, 재발과 함께 5년차가 되니 아프다는 말조차 하기가 미안해지더란다. 7년차가 된 지금은 혼자서 병원에 온다고 했다.

그런데 7년이 되던 날, 의사가 더 이상 쓸 약이 없다며 호스피스 실을 연결해 주었다고 했다. 어안이 벙벙하여 배회하던 길에 웃음소리에 이끌려 웃음치료교실에 오게 되었다고 했다.

우리는 이때 한 사람씩 "나 대단한 사람이야~"를 외치면서 자기 자랑을 하고 있었다.

"나 결혼 17년 만에 쌍둥이 낳았거든!"

"난 가슴으로 난 아들이 간 이식을 해주어 내일 퇴원

하거든!"

이런 얘기들을 듣고 집으로 가는 전철 안에서 '나는 뭐가 대단하지?' 하고 처음으로 생각해 보았단다.

6·25때 죽지 않고 살아남은 것도 대단하고, 배고픈 시절에 아들 넷 대학 보낸 것도 대단하고, 내 친구는 폐암 진단받고 두 달도 못 살고 갔는데 7년간 잘 살아왔으면 그 또한 대단한 거 아닌가 싶더란다. 이후에도 대단한 것들을 적어보니 백 가지가 넘더라고 했다.

돌아보니 참으로 대단하게 살아온 날들이었고, 죽는다 해도 물론 조금은 무섭고 두렵겠지만, 먼저 간 친구들을 생각하면 더 살려고 발버둥치는 것도 여러 사람에게 폐 끼치는 것 같다며 마음을 내려놓게 되었다고 한다.

어느 날 다시 찾아와 "당신 덕에 나도 대단한 사람이었다는 것을 알게 되었다"며 살짝 귀띔해 주고 가셨다.

3일째

엉덩이를
흔들어요

우리가 기분이 좋을 때만 할 수 있는 몇 가지 신체 동작이 있는데요, 바로 박장대소와 엉덩이를 흔드는 것입니다. 우울한 사람들도 몇 주간의 웃음 연습을 하고 나면 입 꼬리가 올라가고, 어깨도 세우고, 그렇게 힘들다던 박수도 몇 번은 칠 수 있게 되지만, 정말 하지 못하는 동작이 있으니 바로 엉덩이를 흔드는 것입니다. 생각하기에 따라선 누구나 쉽게 흔들 수 있을 것 같은 자기 엉덩이를 제 마음대로 못한다는 것이 신기하지요?

이들을 위해 만든 것이 '지렁이 댄스'입니다. 에너지를 불러일으키는 라틴 음악이나 〈일레이션Elation〉같은 곡을 들으면 자연스럽게 에너지가 배 아래쪽에 몰리면서 엉덩이가 꿈틀거리게 돼요. 손바닥을 마주한 채 두 손을 위로 올렸다가 힘차게 끌어내린 뒤 바로 다시 꼬면서 끌어올립니다. 이때 손과 반대 방향으로 엉덩이를 함께 흔들어보세요. 에너지가 솟구치는 것을 느낄 수 있습니다. 이 동작은 서서 해도 좋고, 누워서 해도 좋습니다.

또 등을 대고 누운 상태에서 등을 비비면서 지렁이처럼 기어서 위로 올라갑니다. 이 지렁이 댄스는 의외로 완벽한 스트레칭 효과가 납니다. 가족끼리 집에서 할 때는 방향을 달리하고 누워서 등을 비비고 올라가다가 상대방을 만나면 누구라도 먼저 상대의 배를 타고 지나가면서 크게 웃어줍니다. 그러다 보면 밑에 깔린 사람도 자연스럽게 웃음이 터져 나옵니다. 누워서 하기 어려운 경우엔 두 사람이 서서 몸을 비비면서 할 수도 있습니다.

근심 걱정으로 삶의 무게가 너무 무겁다면 살짝 엉덩이를 흔들어보세요. 내 엉덩이가 흔들릴 때 지구가 나를 안아 가볍게 흔들어주고 있다고 느끼면서요.

황제펭귄 웃음

황제펭귄은 남극에서만 사는 펭귄으로 혹독한 추위 속에서 알을 낳고 새끼를 기르는데요, 갓 태어난 새끼가 얼어 죽지 않는 이유는 어미를 따라 종종걸음으로 끊임없이 걸어 다니기 때문이라고 해요. 우리도 살기 위해서는 이불을 걷어차고 일어서서 걸어 다녀야 겠죠? 운동으로 심부 열이 1도 올라갈 때마다 체내 대사율이 10퍼센트 증가하여 면역력 향상뿐 아니라 다이어트 효과, 운동 효과도 크게 나타난답니다.

● **1단계**: 어린 펭귄을 연상해 보세요. 무릎을 약간 구부리고, 양쪽 팔은 손목을 제외하고 겨드랑이와 허리에 꽉 붙입니다. 손바

닥을 아래로 편 채 흔들면서 입을 쑥 내밀고 발과 발 사이가 한 뼘 이상 벌어지지 않도록 하면서 1분 이상 주위를 돕니다. 이때, 우~ 후후후 소리를 냅니다.

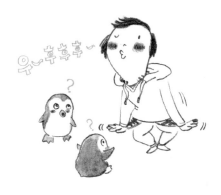

● **2단계**: 어른 펭귄이 짝짓기 계절에 짝을 짓는 모습을 연상합니다. 암수 펭귄이 무릎을 약간 구부린 채 날갯짓을 합니다. 겨드랑이만 붙이고 팔을 힘차게 앞뒤로 저으세요. 다리는 한 뼘 이상 벌어지지 않게 하면서 힘차게 발걸음을 내딛습니다. 그리고 최대한 크게 아~하하하 웃으며 짝을 찾으러 갑니다. 마음에 드는 상대를 찾으면 눈을 마주보고 크게 웃으면서 10회 이상 손뼉을 마주칩니다. 다가온 상대가 마음에 들 때는 똑같은 동작으로 상대를 따라갑니다.

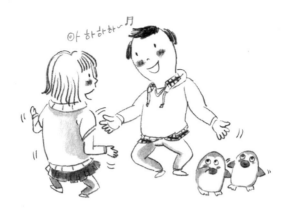

● **3단계:** 암수 펭귄의 숫자를 달리해서 짝을 짓도록 합니다. 무릎을 약간 구부린 채 겨드랑이만 붙이고 팔을 힘차게 앞뒤로 젓습니다. 다리는 한 뼘 이상 벌어지지 않게 하면서 힘차게 발걸음을 내딛습니다. 아~하하하 웃음소리를 최대한 크게 내면서 짝을 찾으러 갑니다. 짝을 짓지 못하고 배회하는 펭귄을 보면 또 한 번 크게 웃을 수 있습니다. 짝을 짓지 못한 이들을 끌어안고 함께 웃습니다.

가족이 함께 한다면 서로 대각선상에 서서 날갯짓을 하면서 다가와 마주보고 겨드랑이를 붙인 채 손바닥을 열 번 정도 마주칩니다. 이때 큰 웃음소리를 내면서 서로를 마주봅니다. 그런 뒤 수컷

펭귄이 앞장을 서고 암컷은 수컷 뒤를 종종걸음으로 따라갑니다.

그러다 보면 저절로 웃음이 쏟아질 거예요.

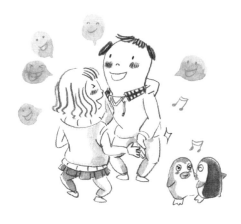

 QR코드를 찍으면
황제펭귄 웃음 동영상을 볼 수 있습니다.

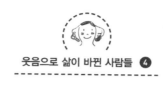
36번의 항암 치료와 지렁이 댄스

5년 전, 50대로 보이는 한 유방암 환자가 찾아왔다. "암이 전이되어 죽을 신세가 되고 보니 뭐라도 해야겠기에 소문 듣고 왔다"고 했다. 빠지지 않고 나오던 그녀는 항암제 치료가 잦아지면서 몇 번을 나오지 못하더니 어느 날 웃음 치료 후 나를 찾았다.

"항암제 맞고 나면 일주일간은 꼼짝 못하고 누워 있어야 해요. 그래도 마음은 웃음교실에 와 있어요. 집에서 누운 채로 할 수 있는 웃음 기법 좀 알려주세요."

나는 고민 끝에 지렁이 댄스를 탄생시켰고, 그분은 집에서 이 지렁이 댄스를 추기 시작했다. 처음엔 등이 아팠지만 점점 몸에서 열이 나기 시작하고 기분이 좋아지더란다. 한참을 하고 나니 이불을 걷어차고 걷고 싶어졌고, 걷고 나니 입맛이 살아나더라고 했다.

의사들이 매번 "운동하고 잘 드세요. 그래야 다음 약물을 맞을 수 있어요"라고 말하지만, 죽을힘도 없는 사람에게 운동하기란 정말 죽을 맛이라고 했다. 그런데 웃음은 조금 다르다는 것이다. 항암제를 맞고 나면 무서운 속도로 힘이 빠져 나가고 이때부터는 누워 있는 시간이 더 길어지는데, 다행히 지렁이 댄스를 배운 뒤로는 누워서라도 몸을 꿈틀거려 본다는 것이다. 지렁이 댄스는 몸에 무리를 주지 않으면서 꿈틀거릴 에너지를 계속 얻게 해준다고 했다. 덕분에 36번의 항암제를 잘 맞고도 견디고 있다며, 암세포가 지렁이가 무서워 도망갈 때까지 지렁이 댄스를 놓지 않겠다고 했다.

그렇다. 아프면 꼼짝하기 싫고, 꼼짝하기 싫어지면 몸이 굳고, 몸이 굳으면 다시는 일어날 수 없으니, 누워서 등을 비비거나 이불을 걷어차고 일어나 뒤꿈치라도 비벼야 한다.

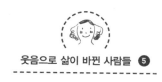
웃고 보니 어지간한 건 우습더라

"여보세요?"

"누고? 바쁜데 무슨 일이고? 큰일 아니면 퍼뜩 끊자!"

엄마와의 통화는 늘 이런 식이다. 엄마는 전화비도 아깝거니와 농사 때문에 실제 바쁘기도 해서 누구와도 전화를 붙들고 길게 대화하는 법이 없었다. 그러다 보니 딸 여섯 모두 엄마랑 통화하는 게 즐겁지 않게 되었고, 일곱째인 아들은 더더구나 말이 없다 보니 전화를 잘 하지 않았다.

그렇게 시간이 흘러 엄마는 어느새 여든을 바라보는, 실없는 소리 한 번 변변히 못하는 동네 할머니가 되어 있었다. 그나마 말동무가 되어준 60년 지기 친구도 6개월 전 돌아가셨고, 뒷집 금산댁도 중풍으로 돌아가셨으며, 옆집 숲촌댁도 치매가 심해져 부산에 살고 있는 작은딸이 1년 전에 모셔갔다.

그렇게 친구가 하나둘 사라져가자 엄마가 갈 수 있는 곳은 아흔 넘은 노인들만 계시는 마을회관뿐이었다. 마을회관에서 시간을 보내다 저녁이 되어 돌아오면 TV만이 유일한 친구였다.

그러던 어느 날 넷째동생이 엄마가 귀가 어두운지 전화해도 엉뚱한 소리를 하고 반만 알아들으시는 것 같다며 걱정 가득한 톡을 보내왔다. 그리고 외로우신 것 같다는 말도 덧붙였다. 자식이 많다 보니 누군가 하겠지 하면서 한 달에 한 번도 전화를 안 할 때도 있는데, 이러다 진짜 귀가 안 들리기라도 한다면 얼마나 슬플까 싶었다.

내가 가족 톡에 제안을 했다. 엄마한테 돌아가면서 전화를 하자고. 월요일엔 큰언니가, 화요일엔 둘째가, 수요일엔 셋째인 내가…… 이런 식으로 일곱 형제가 돌아가면서 월요일부터 일요일까지 매일매일 전화를 하자고 제안했더니 가족 톡에 난리가 났다. 한번 해보자고! 그리고 이참에 엄마가 이야기를 구구절절 늘어놓을 수 있도록 해보자고!

엄마는 누가 전화를 안 하는지 달력에 표시를 해두었다가 가족이 모이는 날에 벌금을 거두기로 했다.

그리고 며칠 후 엄마는 아직 벌금 낼 자식이 없다 하시며 총총총 돌아가며 전화를 주니 걱정이 다 사라진 것 같다고 하셨다. 그러면서 "이게 누가 낸 꾀인고? 내가 밥 사줄란다!" 하셨다. 물론 셋째인 내 꾀였고, 나이 쉰여섯에 들어본 최고의 칭찬이었다.

나는 엄마가 "큰일 아니면 퍼뜩 끊자!"거나 "쓸데없는 소리 마라" 하실 때, 그게 진짜로 전화 끊자는 소리가 아니었다는 걸 이제야 알게 되었다.

난 매주 엄마를 웃게 할 웃음 기법을 준비해서 전화를 했다. 그런데 어느 날은 엄마가 "나도 오늘 마을회관에서 웃음 치료 받았는데 너보다 조금 잘하더라" 하신다. 어떤 것 했냐고 물으니 얼굴 치기 하면서 하하하 호호호, 또 배를 잡고 웃어요~ 그런 거 했다면서 콩알만큼 웃으시기에, 내가 "엄마, 그거 내가 5년 전에 가르친 건데 그렇게밖에 못하던가예?" 하면서 더 큰 웃음을 끌어냈다. "5년 뒤엔 엄마가 배워서 딸 가르쳐주세요!"라며 웃음으로 어리광도 부려본다.

"내 못한다. 내 못한다. 그런 웃음 못한다" 하시면서도, 수화기 건너 들려오는 숨소리가 약간 흥분된 듯하여 나도 덩달아 기분이 좋다.

일주일 뒤 다시 전화를 하니, "오늘은 예쁘장한 강사가 와서 알랑알랑 욜랑욜랑 몸을 이리 흔들고 저리 흔들며 따라하라는데, 내 참 못하것더니만 막상 따라해 보니 기분이 좋아지더라"며, "너도 이런 것 하냐?" 하신다.

"당연하지, 엄마! 궁뎅이 흔들고 손뼉치고 하지요?"

이것도 내가 5년 전에 가르친 거라며 전화로 엄마의 엉덩이를 더 힘있게 흔들게 한다. 오른쪽으로 쿵 돌리고, 다시 왼쪽으로 쿵쿵 돌리고~ 이렇게 자꾸 하셔야 허리가 바로 선다고 겁도 살짝 주면서, 움직임이야말로 최고의 웃음과 기쁨이 생길 수 있는 방법이라고 말씀드린다.

"내참~ 니가 그렇게 어릴 때 겁이 많아 집 밖을 혼자서 못 나가고 시도 때도 울어쌌더니만, 우째 웃음을 배워가지고 사람들 앞에서 웃게 만들고 돈을 버냐? 용타! 니가 용타. 이제는 내가 마을회관에 나가면 젤 잘 웃는다."

하루는 "웃다 보니 인생대박, 웃다 보니 만사형통"이라고 일러준 오늘의 강사가 갑자기 내 이야기를 하면서 황제펭귄 웃음을 가르쳐줬다고 한다. 2005년에 가정의학과 의료진 웃음 치료에서 선을 보인 황제펭귄 웃음은 이렇게 살아서 시골 할머니들에게까지 전달되고, 좋은 놀이가 되었다.

"난 이제 남 탓 안 한다. 할머니들이 니가 잘 났니 내가 잘 났니 싸워쌌도 웃고 보니 우습더라."

웃고 보니 어지간한 일들은 다 웃어넘길 수 있게 되었다는 우리 엄마! 점잖지 않으면 옳지 않다고 생각하시던 우리 엄마는 웃음 치료와 함께 이렇게 변하셨다.

4일째

발걸음을
가볍게 해요

건강한 사람들의 발걸음은 가볍고 빠르고 경쾌하지만, 아픈 사람의 발걸음은 느리고 무겁고 때론 질질 끌게도 되지요? 발걸음을 보면 마음 상태나 몸 상태, 나이 등을 유추할 수 있습니다.

마음이 무거우면 발걸음도 한없이 무거워집니다. 반대로 마음이 즐거우면 뒤꿈치가 땅에 붙지 않을 정도로 가볍습니다. 그렇다면 마음이 무거운 사람에게 발걸음을 가볍게 만들어주면 마음까지 가벼워지지 않을까요? 몸과 마음은 서로 밀접하게 연결되어 있으니까요.

신나는 음악에 발을 맞추어 발바닥을 어긋나게 디뎌보면 의외로 우습고 신이 납니다. 평생 일자로만 반듯이 걸어보았다면 지금 당장 삐딱하게 한번 걸어보세요. 만약 누워 있는 분이라면 좋아하는 음악을 틀어놓고 발가락부터 까딱거려보세요. 신기하게도 발가락 끝에도 흥분하는 지점이 있다는 것을 알게 될 거예요. 발가락을 까딱거려야 머리도 즐거워집니다. 누워서도 춤을 추세요. 발걸음을 가볍게 하여 마음을 즐겁게 만드세요. 만약 몸을 움직이기 어려운 분이라면 머릿속으로라도 상상해 보세요. 즐거운 음악에 맞춰서 말입니다.

운동 선수들이 심상화 기법을 많이 쓰는데요, 자신이 도달하고 싶은 기록을 뛰어넘는 상상을 지속적으로 하는 것입니다. 뇌는 그것 또한 훈련의 과정으로 여긴다고 하네요. 그러니 몸을 움직일 수 없는 상황이라면 씩씩하게 걷는 상상, 발가락만 까딱거리면서도 머릿속으로는 흥겹게 춤추는 상상을 해봅시다. 몸과 마음이 훨씬 가벼워질 거예요.

어제 큰 수술을 한 것도 아닌데, 무릎이 조금 시큰거리고 아프다고, 허리가 조금 시원찮다고, 혹은 마음이 아프다고 집안에서 신음소리만 내고 있다면 이제 그만

이불을 걷어차고 방문을 열고 나와서 걸어보세요. 이런 신음소리에는 가족도 시무룩해지면서 불만스런 한숨만 절로 내뱉게 됩니다.

5초의 법칙, 들어보셨나요? 삶이 이래저래 버겁기만 하던 멜 로빈스라는 사람이 어느 날 TV에서 로켓 발사 장면을 보면서 익숙한 5초 카운트다운을 듣게 됩니다. 거기에서 5초의 법칙을 착안하지요. 아침에 침대에서 일어나는 것조차 힘겨웠던 저자는 5초 카운트다운 후 로켓이 발사되는 것처럼 자기도 5초 카운트다운 후 이불을 박차고 나오겠다고 계획을 세웁니다. 다음날 아침 운 좋게 그 계획이 기억났고, 실제로 계획을 실행에 옮기게 됩니다.

이 5초의 법칙은, 뭔가를 하면 좋겠다고 생각하는 순간, 더 이상의 시간을 끌지 않고 바로 '5, 4, 3, 2, 1' 숫자를 거꾸로 센 뒤 바로 로켓이 발사되는 것처럼 그 행동을 시작하는 것이 핵심입니다. 우리 뇌가 변명거리를 찾아내기 전에 바로 행동으로 옮기는 거지요.

이불을 걷어차고, 혹은 현관문을 열고, "5-4-3-2-

1−시작!"을 외친 뒤 로켓처럼 스스로를 발사시켜 보세요. 더 이상 '움직여야지' '걸어야지' 생각만 하던 습관에서 벗어나게 될 거예요.

마음이 우울할수록 일부러라도 박차고 나와 당당하고 가볍게 걸어보세요. 걷기만 잘해도 암은 10퍼센트가 예방이 되고, 뇌졸중은 20퍼센트, 심장병은 30퍼센트 예방이 된다고 합니다. 자주 걷고, 즐겁게 걷고, 당당하게 걸으세요.

저는 일상 속에서 좀 더 자주 걷기 위해서 출퇴근할 때 버스 두 정거장 앞에서 내리거나, 지하철 두 코스를 남겨놓고 내려서 걷습니다. 계단을 오를 때도 두 계단씩 오르면서 하하하 소리를 내면서 올라오다 보면 허벅지 근육이 단단해지는 느낌이 들어요. 그렇게 열 계단 이상 올라오면 힘들다는 느낌에서 기분 좋은 느낌으로 바뀝니다. 그리고 버스에서 내려 걸을 때는 간판이나 광고 문구를 보면서 여러 가지 일들을 생각해 보고 유치한 웃음을 만들어보기도 합니다. 그렇게 하면 걷는 재미가 더 쏠쏠해지거든요.

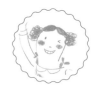

무릎 반사 웃음

무릎 반사 웃음이란 말 그대로 무릎을 구부렸다 폈다 하는 동작을 하면서 웃는 것입니다. 실제 생활에서도 이 동작은 매우 중요하지요. 무릎을 구부렸다 폈다 하는 단순한 동작이지만, 이 속도가 바로 우리가 걷는 속도이며, 뇌는 걷고 있을 때 가장 행복하다고 느낀답니다. 걷기 운동이 좋은 이유는 바로 집중력을 높인다는 것 때문인데요, 직립 보행을 하는 사람은 걷고 있을 때 가장 기분 좋은 상태를 유지할 수 있습니다. 바로 BDNF(Brain Drived Neurotrophic Factor)라는 물질이 근육에서 분비되어 뇌의 운동에 큰 역할을 하기 때문입니다.

먼저 다리를 어깨 넓이만큼 자연스럽게 벌리고 기마 자세로 섭니다. 어깨에 힘을 주지 않고 양팔을 가볍게 내린 채 두 무릎을 살짝살짝 반동을 주면서 구부렸다 펴기를 반복하고, 입으로는 "하하하하하 하하하 하하" 소리를 냅니다. 음악이 있으면 음악에 맞추어 소리를 냅니다. 10분 정도 그렇게 하는데, 하고 나면 온몸이 후끈하게 달아오르게 됩니다. '하' 발음은 후두를 때리지 않고 나오는 발음 중 에너지 소모가 가장 큰 발음이랍니다. 그러기 때문에 그냥 동작을 하는 것보다 "하하하하" 웃음소리를 내면서 무릎을 구부렸다 폈다 하다 보면 척추기립근이 강화됩니다.

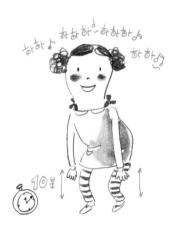

음악이 중간쯤 진행되었을 때 소리를 더 높여 엉덩이를 지그재그 모양으로 튕기듯 흔들어주면 대퇴 근육 전체가 탄탄해질 뿐 아니라 바지선을 따라 길게 늘어진 근육이 더욱 탄탄해지는 것을 느끼게 됩니다. 하루 20분씩 무릎 반사 웃음을 지속하면 뱃살이 빠지고 체지방이 줄면서 근육 양이 늘어나 몸매에 균형이 잡히고 훨씬 젊어 보입니다.

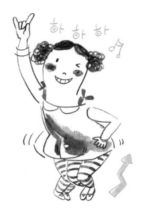

 QR코드를 찍으면
무릎 반사 웃음 동영상을 볼 수 있습니다.

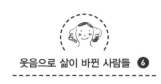
한 번 웃으면 한 번 더 걸을 힘이 생깁니다

몇 년 전 서울대병원 '파킨슨 환자를 위한 웃음교실'에 참여한 정만용 님(당시 74세)의 이야기다. 아마추어 마라톤 마니아였고, 진단받기 약 4년 전부터 보폭이 작아지고 낮은 턱에도 잘 걸려 넘어지는 등 이상한 느낌이 들어서 여러 검사를 받았는데 그때 파킨슨 진단을 받았다고 한다.

이후 절망과 희망 속에서 서양 의학, 동양 의학, 보완 대체 치료 등등 한국과 일본, 미국을 오가며 안 해본 치료가 없을 만큼 혼신을 다했지만, 노화와 함께 그 증상은 온몸에서 나타나기 시작했다.

먹는 약의 종류와 양도 점점 더 다양해지고 많아졌다. 마음은 저기까지 달려갈 수 있는데, 한번 멈추어진 발은 초강력 순간접착제로 붙여놓은 것처럼 아무리 버둥거려도 첫걸음을 뗄 수가 없더라고 했다.

그날도 병원 진료차 왔다가 진료실 앞 벽보에 붙어 있는 '파킨슨 환자를 위한 맞춤형 웃음 발성과 웃음 운동'이라는 안내장을 보고 곧바로 찾아온 것이 웃음 치료와 인연이 되었다.

휠체어에 앉아서도 온몸으로 즐거운 웃음 운동에 참여를 하였고, 눈물과 웃음, 절망과 희망이 뒤섞인 벅찬 감정에 행복한 절규를 쏟아냈다. 파킨슨병 환자의 얼굴에서는 보기 어려운 희망에 찬 모습을 보이며, "나, 오늘 배운 웃음 운동으로 두 달 뒤 진료 보러 올 때는 꼭 내 두 발로 걸어서 오겠습니다!"라고 했다.

그리고 두 달 뒤, 물론 약물의 힘을 받기도 했겠지만, 그분은 정말로 지팡이를 흔들며 두 발로 걸어오셨고, 그 모습에 다른 파킨슨병 환자들이 놀라 함께 눈물짓고 포옹을 나누기도 했다.

그분은 매일매일 웃음 운동을 할 거라며, 죽기 전에 한 번 더 춘천 풀코스 마라톤도 꼭 뛸 거라고 말씀하셨다. 파킨슨병 환자가 걷는 것을 넘어 뛴다는 게 얼마나 힘든 일인지 잘 알고 있는 나로서는 그런 일은 불가능할 거라고 생각했지만, 환자의 의지를 응원하는 마음으로 "선생님께서 마라톤에 참가하시면 저도 함께 뛸게요"라고 약속을 했다. 그 약속이 진심이 아닌 건 아니었지만 마음 한켠에선 10월이 오기 전 휠체어에서 일어나 기조차 힘드실지 모른다는 생각을 동시에 하고 있었다.

그런데 웬걸! 그분은 웃음치료교실에도 더 자주 나와 더 열심히 참여하며 온몸과 마음으로 스스로를 응원하더니 마침내 마라톤 대회에 등록을 하셨다.

드디어 마라톤이 열리던 날, 2만 명이 넘게 뛰던 그날은 춥고 비까지 내렸다. 약속대로 나도 함께 뛰었다. 뛰면서 후후후후 입 꼬리를 살짝 올리고 뛰었다. 그러나 무려 5시간에 걸쳐 30킬로미터를 뛰고 난 뒤, 나는 한 걸음도 더 내딛을 수 없는 상태가 돼 곧바로 119에 실려 갔다.

하지만 정만용 님은 42.195킬로미터를 완주했다. MBC에서 나와 그분을 취재하는 가운데, 그를 응원하러 온 수많은 사람들의 박수갈채가 끝없이 이어졌다.

끊임없이 주저앉고 싶었지만, 입 꼬리를 올린 채로 오로지 웃음과 희망을 생각하며 뛰었다고 하셨다. 같은 질환을 앓는 환자들에게 우리 파킨슨병 환자도 웃을 수 있다는 것을 보여주고 싶었고, 그 밖에도 뛸 수 없는 다른 많은 이들에게 용기가 되고 싶었다고도 했다.

그분은 말했다. "한 번 더 웃으면 한 번 더 걷기가 수월해진다"고. 그리고 마라톤에 버금가는 운동이 웃음 운동인 것 같다면서 자신에게는 아직 더 이루어야 할 꿈이 있다며 활짝 웃어 보였다.

이제 지팡이 돌리고 다녀요

공부를 잘하려면 공부하는 힘, 즉 공부력이 필요하고 다이어트를 하려면 인내력이 필요하듯이 젊음을 유지하기 위해서는 근력이 꼭 필요하다. 웃음치료교실에는 대부분 암환자들이 오는데 78세 이정순 할머니는 허리에 굵은 복대를 단단히 하고 검은색 지팡이를 짚고서, 약간의 장애를 가진 쉰한 살 막내아들의 손을 잡고 나오신다. 추위가 몰아치는 한겨울에도 빠진 적이 없다.

30년 전 허리를 다쳐 수술한 후 그런대로 잘 살았는데 나이가 들고 점점 다리에 힘이 없어지면서 다리를 질질 끌게 되었다고 한다. 힘없는 다리를 치료하기 위해 몇 년 동안 여러 병원을 찾아다녔지만 갈수록 허리는 더 굽어지고 다리 힘도 더 빠져갔다.

마지막으로 큰 병원에서 수술이라도 받아볼까 싶어 신경과와 정형외과를 들렀지만, 모두 나이도 많고 다리에 근력이 전혀 없으니 수술을 해도 차도가 없을 것이라는 대답만 들을 뿐이었다. 그저 지팡이에 의지해서 사는 게 최선이라는 진단을 받고 돌아가는 길에 웃음소리가 들리기에 기웃거리다 들어와서 앉게 되었고, 마침 다리 힘을 끌어올린다는 무릎 반사 웃음과 황제펭귄 웃음을 만나게 되었다.

처음 황제펭귄 웃음을 시작할 때는 집에서 두 걸음도 뗄 수 없어 아들 손을 붙잡고 하다가 이제는 아들을 따라잡을 수 있을 정도로 빠르게 걸을 수 있다며 종종 펭귄 걸음으로 걸어와 인사를 하기도 한다.

이정순 할머니는 웃음치료교실이 열리지 않는 날에도 아들과 함께 빠짐없이 연습을 하다 보니 어느 순간부터 힘이 생기기 시작해 이제는 지팡이를 짚는 것이 아니라 한 손으로 지팡이를 팽팽 돌리고 다닌다고 했다.

5일째

행복 호르몬을 만들어요

이시형 박사의 《세로토닌하라》라는 책에 보면 우리 몸은 감정에 의해 움직이고 감정은 뇌에 의해 움직인다고 합니다. 세로토닌은 뇌에서 신경 전달 물질로 기능하는 화학 물질 중 하나인데요, 이 물질이 부족하면 우울증이나 불안증 등이 생깁니다. "세로토닌하라"는 말은 지금 당장 이 자리에서 마음껏 웃으라는 이야기라고도 볼 수 있는데요, 웃음으로 세로토닌을 분비하는 방법을 알려드릴게요.

첫째, 감동하고, 감탄하세요! 작은 꽃 한 송이도 오늘 처음 본 사람처럼, 그리고 오늘이 그 꽃을 보는 마지막 날인 것처럼 사랑의 마음으로 보고, 그 아름다움과 경이로움에 감동하고 감탄하세요.

꽃 한 송이에게 그럴 수 있다면, 나와 마주한 사람을 대할 땐 더한 감동과 감사로 대할 수 있지 않을까요?

둘째, 많이 웃으세요. 웃음도 연습이고 습관입니다. 웃음이 나는 상황에서는 더 크게 웃고, 그렇지 않은 때에도 살짝 미소 지어보세요. 웃을 일이 점점 많아진답니다.

셋째, 많이 씹으세요. 과거엔 사람들이 거친 음식을 주로 먹었기 때문에 한 끼에 600~1,000번 이상 씹었지만, 요즘 사람들은 200번 미만의 저작 운동을 한다고 해요. 껌을 씹으면 5분 후부터 세로토닌이 분비된다고 하는데, 왜 야구 선수들이 껌을 씹는지 이해가 되지요?

넷째, 자주 걸으세요. 걷기 시작한 뒤로 5분 뒤면 세로토닌이 분비됩니다. 15~30분 정도가 되었을 때 정점에 도달하고요. 피곤해지면 젖산이 쌓이고, 젖산은 세로토닌의 분비를 감소시키니 살짝 땀이 날 정도로 자주 걷는 게 좋습니다.

다섯째, 깊이 숨을 쉬세요. 크게 웃을 때와 계단 오

르기를 할 때 가장 깊이 호흡하게 되는데요, 이런 깊은 호흡도 세로토닌을 분비시키는 데 도움이 됩니다.

그 외에도 자세를 바로하고, 자연을 즐기고, 명상을 하는 것도 도움이 됩니다. 특히 앞쪽 뇌가 건강하면 웃음이 나오고, 또 웃음이 나와야 건강해지는데, 앞쪽 뇌를 건강하게 하는 방법으로는 좋은 말을 많이 하는 것, 좋은 생각을 많이 하는 것, 기분 좋은 행동을 반복하는 것 등이 있습니다.

또 한 가지, 행복 호르몬이라 할 수 있는 것 중 하나가 도파민인데요, 이 도파민이 부족해지면 웃고 싶어도 웃을 수 없어요. 결단력이 없어지고 몸이 떨리거나 굳어지면서 점차 움직이기조차 힘들어집니다. 극단적인 경우가 바로 파킨슨병이지요.

그럼, 왜 도파민의 양이 줄어들게 될까요? 여러 가지 이유가 있겠지만, 대표적인 것으로 스트레스와 과로, 인스턴트 음식 등을 들 수 있습니다. 스트레스는 외부에서 온다기보다 스스로 받는 경우가 더 많지요? 자신의 능력, 즉 그릇의 크기를 알고 나면 스트레스를 담아낼 수 있는 그릇의 크기도 알게 되고 조절도 가능해지지 않을까 싶습니다. 내가 염소인데 황소로 착각하고 계속 먹거나 큰 씨름판에 뛰어든다면 어떻게 될까요? 지나치게 자신을 혹사하지 맙시다.

그리고 말버릇처럼 하는 "아, 열 받아, 아 스트레스 쌓여"라는 말을 삼갑시다. "스트레스 받는다"라고 말하는 것 자체가 우리의 몸과 마음을 스트레스의 연쇄 반응에 내던지는 방아쇠 역할을 하기 때문입니다. 그 대신 "그래도 살 만하다" "이만하니 참 감사하다"고 말합시다. 그리고 그 느낌 속에 머무릅시다. 말보다는 느낌이 더 중요하니까요. 그래야 뇌에서 행복 호르몬이 쏟아져 나온답니다.

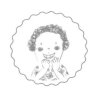

침샘 자극 웃음

정상인은 귀밑에 있는 이하선, 턱 아래의 악하선, 혀 밑의 설하선 등 세 쌍의 침샘과 작은 침샘에서 하루 1,500~2,000cc 가량의 침이 분비됩니다. 질병이나 스트레스로 인해 1,000cc 미만으로 분비되면 호흡기와 소화기 쪽에 문제가 생겨요. 침샘 자극 웃음 기법을 이용해 웃음도 자아내고 침의 분비량도 늘려보세요.

● **목도리도마뱀 웃음:** 턱 선을 따라 올라가면서 귀밑에 있는 이하선에 손바닥을 갖다 대고 얼굴을 15도 정도 올린 채 이하선이 있는 곳을 마음껏 비비면서 "아하하하~" 소리를 내면서 웃습니다. 이 웃음소리로 큰 웃음을 끌어낼 수 있습니다.

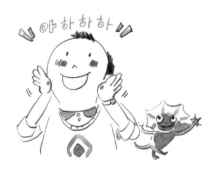

● **네네네 웃음:** 혀끝을 자극하여 침을 분비하는 방법으로 구강건조증이나 입맛이 없는 사람들에게 매우 유용한 웃음 기법입니다. 먼저, 혀를 윗니와 아랫니로 살짝 물어줍니다. 혀를 조금씩 앞으로 내밀면서 "네, 네, 네" 소리를 내며 혀를 씹어줍니다. 이를 여러 차례 반복하는데요, 단단한 근육질로 이루어진 혀가 끊어질 일은 없으니 안심하셔도 됩니다. 충분히 혀를 내밀면서 씹어주는

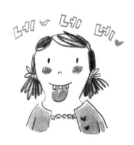

것이 포인트예요. 이 웃음은 혀밑샘과 악하선, 이하선을 동시에 자극함으로써 침의 분비량을 아주 많게 해줍니다.

● **이~히히히 웃음:** 양쪽 엄지손가락을 턱 아래 악하선에 두고, 나머지 손가락은 입 주위의 구륜근을 톡, 톡, 톡 칩니다. 윗니와 아랫니를 살짝 부딪치게 하면서 "이~히히히" 소리를 내주면 즐거운 웃음소리를 지속적으로 낼 수 있고, 침샘을 자극하여 침의 분비량을 늘릴 수 있습니다. 웃음이 끊어질 때는 혀를 위로 말아 올려 윗니로 살짝 눌러줍니다. 의외로 다량의 침이 분비됨을 알 수 있어요. 이 웃음은 '네네네 웃음'과 함께 구강건조증 환자에게 꼭 알려주고 싶은 기법이랍니다.

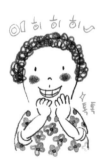

● **공갈사탕 웃음:** 혀로 입 안 구석구석을 자극합니다. 마치 사탕을 물고 돌리듯이 시계 방향으로 천천히 입 안 전체를 자극해 줍니다. 이렇게 하는 동안 침이 분비되어 자연스레 삼키게 됩니다. 사람의 침 속엔 항바이러스 성분이 들어 있어 침의 분비가 많은 사람은 감기에 잘 걸리지 않지요. 천식이나 호흡기 환자들에게도 좋은 기법이에요.

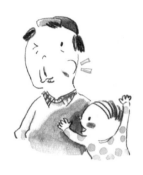

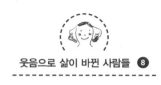
파킨슨으로 잃은 것, 웃음으로 얻은 것

웃음치료교실에 2년째 참석하고 있는 부부가 있다. 태풍이 몰아칠 때도 남편의 손을 잡고 웃음치료교실에 나온 부부의 모습은 감동 그 자체였다.

50대 중반에 찾아온 '파킨슨'은 날이 갈수록 남편의 얼굴 근육과 팔, 다리 근육의 움직임을 둔화시켰다. 급기야 혼자서는 계단도 걸을 수 없고 늘 타고 다니던 지하철도 혼자 탈 수 없게 되었다.

남편의 얼굴에서 웃음기가 사라지고 몸은 더 굳어가던 어느 날 부부가 우연히 텔레비전에서 웃음 치료 장면을 보고 어쩌면 이것이 남편의 치료에 도움이 되겠다

싶어 크게 용기를 내 웃음치료교실을 찾아온 것이다.

"웃음치료교실을 만나고부터 희망이 생겼어요. 6주차 되는 날부터 놀랍게도 남편과 마주보고 박수를 치게 됐고, 말없이 눈빛만 보고도 우리가 서로 위하고 아끼고 있음을 느낄 수 있었어요. 비록 이런 병이 찾아오긴 했지만, 그래도 행복한 부부임을 알게 되었습니다. 남편은 단 한 번도 웃음치료교실에 가지 말자고 말한 적이 없어요. 그리고 기적처럼 얼굴에 웃음꽃이 피기 시작했어요. 정말 고맙습니다."

남편은 이제 웃음치료교실을 마치고 나갈 때 고맙다고 악수까지 할 수 있게 되었다. 남편이 웃음꽃을 피울 때 가장 행복하다며 웃는 아내는 정말 천사보다 아름다워 보였다. 자신들에게 고통이 찾아왔지만 그 안에서도 웃음을 잃지 않으려 노력하던 부부, 그 노력 덕에 그들은 웃음 속에 깃든 희망과 감사를 만나게 된 것이다.

6일째

몸과 마음의
온도를 지켜요

체온은 신체 내부의 온도를 말하죠? 흔히 정상 체온이라고 말하는 체온은 36.5도로 겨드랑이 부분에서 측정한 온도입니다. 체온이 내려가 35도에 이르면 암세포가 활성화됩니다. 반대로 우리 몸의 심부의 온도가 36.9도 이상이면 암세포는 더 이상 활발한 활동을 하지 않고 멈추게 됩니다. 체온이 1도만 올라가도 면역력은 5~6배 증가하게 되고요.

체온 올리는 방법으로는 여러 가지가 있는데요, 그 가운데 아주 기본적인 것 몇 가지를 소개해 드립니다. 첫 번째로 '밥 거르지 않기'입니다. 우리 몸은 음식을 소화하는 과정에서 열이 발생되기 때문에 몸의 체온을 유지하기 위해서는 식사를 거르지 않는 것이 굉장히 중요해요! 다만 과식은 되레 몸을 차게 하니 피해야 합니다.

두 번째 방법은 '꾸준한 운동'입니다. 땀이 살짝 날 정도의 걷기 운동이나 웃음 운동은 몸에 무리 없이 체온을 올릴 수 있는 좋은 방법입니다.

세 번째로는 '잠 충분하게 자기'가 있습니다! 숙면을 취하지 못하면 체온이 쉽게 떨어질 수 있습니다! 잠이 부족하면 몸의 바이오 리듬이 깨지기 때문입니다. 깊은 호흡도 깊은 수면과 더불어 독소를 배출하고 체온을 높이는 데 도움이 됩니다.

그 외에도 반신욕이나 족욕, 아침 공복에 따뜻한 물 마시기, 따듯한 성질의 음식(뿌리 음식이나 햇볕에 말린 음식 등) 섭취, 양말 챙겨 신기나 하의 따듯하게 입기 등도 도움이 됩니다. 손등과 손바닥을 이용한 박수치기 운동도 간단하지만 혈액 순환과 체온 올리는 데 도움이 됩니다.

대부분의 우울증 환자들의 체온이 평균치보다 1~2

도 가량 낮다는 조사 결과를 보면, 체온은 몸의 면역력 뿐만 아니라 마음의 면역력과도 밀접한 관계가 있음을 알 수 있습니다.

결국 체온이 낮아지면 병이 나고 체온이 높아지면 병이 낫는다고 볼 수 있는데요, 몸의 온도만큼 중요한 온도가 바로 마음의 온도인 셈입니다. 그리고 마음의 온도를 따뜻하게 그리고 일정하게 유지하는 것이 참 사랑이며 행복 아닐까 싶습니다. 우리의 일상에 웃음이 사라지면 마음의 온도는 급격하게 떨어지게 되고, 모든 일에 그 차가운 기운이 전달됩니다. 웃음이 살아있다는 건 온유하고 평안하게 행복의 온도를 유지한다는 말일 것입니다.

가슴에 손을 얹고 가슴의 온도를 느껴보세요. 가슴이 차가운 사람은 몸까지 굳게 됩니다. 미움이나 질투, 증오와 같은 마음은 내 가슴을 더욱 차갑게 만들고 결국 몸도 굳게 만듭니다. 원망하기 시작하면 몸도 마음도 차가워지고 이때부터 병이 듭니다. 가슴 온도가 따끈따끈해질 때까지 웃어봅시다.

사자 웃음

암환자를 비롯해 웃음치료교실에 오는 사람들이 가장 재미있어 하고 사람 사이의 장막을 가장 쉽게 사라지게 만드는 웃음이 바로 사자 웃음입니다. 이는 '사자 자세'라고 알려진 요가 자세를 응용 한 것으로 얼굴 근육뿐만 아니라 혀와 목 근육까지 풀어주며, 특히 갑상선에 문제가 있는 사람에게는 혈액 공급을 증가시켜 주는 효 과가 있습니다.

● 1단계: 어깨를 편안하게 펴고 허리를 똑바로 세우고 앉습니 다. 그리고 목의 전체 근육을 마치 목도리도마뱀이 목의 피부를 부 채처럼 활짝 펴듯이 옆으로 활짝 펼칩니다. 이때 아래턱 근육을 양

옆으로 밀면서 입 꼬리를 최대한 올립니다. 이렇게 하면 목 주위에 있는 림프절을 자극하게 되고 목 근육이 살아납니다. 이때 턱을 위로 올리면 안 됩니다. 이 자세를 10초 이상 유지하고, 10회 이상 목 근육을 열어줍니다.

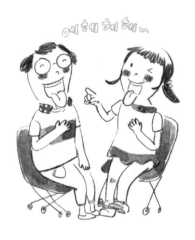

이 준비 운동이 끝나면 턱을 아래로 당긴 채 혀를 최대한 길게 내밉니다. 이어서 "에~헤헤헤~" 소리를 내면서 크게 10초 이상 웃어봅니다.

이 괴상한 웃음에 다들 처음엔 어색해하지만 놀랍게도 머리가 맑아지고 속이 후련해질 정도로 즐거워지는 것을 느낍니다.

● **2단계:** 1단계의 모습에서 눈동자는 최대한 위로 보내고 혀는 길게 내민 뒤 양쪽 손바닥을 활짝 펴 얼굴 옆에서 흔들면서 서로서로 마주보고 웃습니다. 눈동자를 위로 올렸기 때문에 서로의 모습을 볼 수 없는데도 즐거운 웃음이 연방 터져 나옵니다.

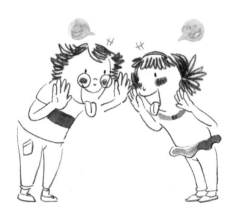

● **3단계:** 2단계의 상태에서 이제 사자가 먹이를 다 먹고 아주 흡족한 상태에서 갈기를 흔들듯 머리와 어깨를 마구 흔들면서 15초에서 30초 동안 웃어봅니다. 사자 웃음을 토해내면서 내는 소리와 떨림에 모두가 흥분하게 되고 스트레스가 확 날아가는 느낌이 든다고들 말합니다.

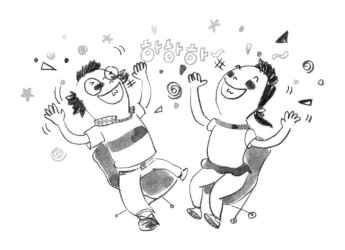

QR코드를 찍으면
사자 웃음 동영상을 볼 수 있습니다.

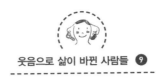

살인범의 마음도 녹여준 웃음 치료

대학원의 유머웃음 치료학과 학생들은 한 학기 동안 웃음 치료 실습을 하게 된다. 실습 장소와 대상은 자유의사에 따라 이루어진다. 내가 가르치던 열두 명의 학생 중에 여리고 아담하게 생긴 비구니 스님이 한 분 있었다. 언제나 부처님 미소를 머금고 수업을 듣곤 했는데, 그 스님이 실습 장소로 택한 곳은 살인범이 재소하고 있는 교도소였고, 대상은 흉악살인범 스무 명이었다. 총 4주간의 실습이었다.

첫날은 교도관의 철저한 감시하에 웃음 치료를 하러 들어갔는데 자기보다 덩치도 크고 그들이 뿜어내는 기에 눌려서 한마디도 나오지 않았다고 한다. 결국 준비했던 것을 한 가지도 해보지 못한 채 벌벌 떨다가 나왔는데, 내가 왜 여기에 웃음 치료를 하러 왔나, 이렇게 어려운 것이 웃음 치료였다면 처음부터 시작하지 말 것을 하는 후회와 자책까지 들었다고 한다.

그 다음 주엔 더 많은 준비를 해서 갔다. 스무 명 중 열여섯 명이 앉아 있었다. 승복을 바로잡고 막 시작하려는데 갑자기 한 사람이 큰 팔꿈치로 옆 사람을 내리찍으면서 "우리 대신 네가 웃어" 하며 분위기를 잡았고, 결국 그 한 사람하고만 눈을 마주한 채 웃음 치료를 했는데 너무 무섭고 힘들었다고 한다.

3주째에 스님으로부터 전화가 왔다. 실습 점수 F를 받더라도 더 이상은 못하겠다고. 나는 "다시 한 번만 더 가봐라. 웃음 기법으로 다가가기보다 그냥 축구공 하나 가지고 가서 게임 같은 거라도 하면서 웃든지, 아니면 그냥 자연스럽게 공을 차고 놀면서 웃을 수 있도록 해보라"며 몇 가지 방법을 알려주었고, 스님은 그 방법으로 웃음 치료를 시작했다. 세 번째 수업에서 스님은 뭔가 그들이 자기를 반겨주는 느낌이 들었다고 했다. 쳐다보지도 않던 그들이 그래도 세 번째 만남이어선지 고개를 들고 얼굴을 봐주는데 이들에게도 사랑이 필요하구나, 웃음이 필요하구나 하는 느낌이 들었단다.

그리하여 "우후~" 하고 입 꼬리를 올리는 웃음부터 몇 가지 쉬운 웃음 기법을 따라하게 한 뒤 축구공을 던지며 웃음소리를 내게 했다. 놀랍게도 웃음소리가 커질수록 재소자들의 움직임도 커졌고, 움직임이 커지자 더 크게 웃더란다. 4주차에는 더 밝은 웃음으로 그들과 함께 '칭찬하기 웃음'과 '펭귄 웃음' 등을 했는데 다 끝나고 나자 그들이 스님을 안아주었단다. 결국 흉악범은 웃고, 스님은 울었다.

스님은 웃음이 살인범의 차가운 마음도 따뜻하게 데워주는 좋은 도구라는 것을 알게 되었다며 마지막으로 그들과 나눈 이야기를 들려주었다. "여러분은 부모님의 웃음소리를 기억하느냐?"고 물었더니 놀랍게도 엄마의 웃는 모습을 보거나 아버지의 웃음소리를 들어본 적이 없다는 대답이 돌아왔다는 것이다.

7일째

앓는 소리를
유머 감각으로!

여러분, 일주일이 지났습니다. 어떠세요? 자신의 웃는 얼굴과 웃음소리가 익숙해지셨나요?

우리가 살면서 듣는 소리가 참 여러 가지가 있는데요, 새소리나 노래 소리, 아기 웃음소리, 돌돌돌 물 흐르는 소리 등 듣기 좋은 소리도 많지만 별로 듣고 싶지 않은 소리도 많습니다. 그중 하나가 바로 앓는 소리가 아닐까 싶어요. 징징대고 끙끙대는 소리 말이에요. 자, 오늘은 앓는 소리 내지 않고 멋지게 사는 비결을 알려드릴게요.

첫째, 힘차게 일어나세요. 365일 늘 새로운 출발을 할 수 있다는 것에 감사하고, 아침을 힘차게 시작하세요.

천장에 웃는 얼굴 사진을 붙여놓고 눈을 뜨자마자 "헤헤헤헤" 하고 바보처럼 웃고 시작하는 것도 좋고, "오늘은 내 인생 최고의 날입니다!"라고 크게 외치며 일어나는 것도 좋습니다.

둘째, 당당하게 걸으세요. 당당하게 걷는 사람의 미래는 밝지만, 비실거리는 사람의 앞날은 비실비실 암담합니다. 기운이 없다면 기도를 하세요. 나에게 힘을 달라고! 그리고 자신에게도 주문을 합니다. "○○아, 힘내! 너는 당당하게 걸을 수 있어!" 하고 말입니다.

때론 모델이 된 것처럼, 발레리나처럼, 강연장에 올라서는 강사가 된 것처럼 상상하며 걸어보세요. 걸음걸이가 달라질 것입니다.

셋째, 시간을 정해놓고 매일같이 책을 보고 노래를 하세요. 하루 30분이라도 좋아요. 새로운 노래를 따라하며 가사도 외워보고 어려운 팝송이나 샹송도 따라불러보세요. 치매 예방에도 아주 좋습니다.

넷째, 웃는 연습을 하세요. 웃다 보면 여기저기 아프던 곳이 없어집니다. 어떤 각도로, 어떤 미소를 지을 때,

또 치아는 몇 개 보일 때 가장 예뻐 보이는지 거울을 들여다보면서 연습해 보세요.

앓는 소리를 잡는 웃음 구호를 팁으로 알려드릴게요.

"웃다 보니 완치 판정, 웃다 보니 완전 예뻐!"

"징징대면 인생 쪽박, 웃다 보면 인생 대박!"

사람은 시각, 청각, 촉각, 미각, 후각, 즉 오감으로 살아갑니다. 그러나 21세기를 살아가는 현대인들에게 없어서는 안 될 감각이 하나 더 있는데 바로 유머 감각입니다. 1905년, 프로이트가 중요하게 기록해 둔 말이 있는데요, 바로 유머와 웃음은 부정적 감정을 지우는 가장 탁월한 도구라는 말입니다.

너무 많은 생각들로 심각해지지는 않나요? 체면 때문에, 남들의 이목 때문에, 한 번도 해보지 않았다는 이유로 우리는 과감해지지 못하고, 유치해지지 못하고, 자신을 무언가로부터 해방시키지 못할 때가 많습니다. 가끔은 자신을 맘껏 풀어 놓아주세요. 그래야 다시 조일 수도 있지 않겠어요? 만날 긴장만 하고 산다면, 우리 몸이 굳어질 수밖에 없습니다.

바보 웃음

두 사람이 왼손을 가볍게 붙잡고 오른손으로 가위 바위 보를 합니다. 이때 진 사람이 이긴 사람의 손등을 아주 세게 때립니다. 맞은 사람은 아픈 만큼 사랑을 받았다고 생각하고 바보처럼 기분 좋게, 크게 10초 이상 웃습니다. 이렇게 2~5번 정도 반복하면서 웃습니다.

바보 웃음은 고정 관념이 깨지면서 터지는 아주 자연스런 웃음입니다. 바보처럼 얻어맞고 웃는 거지요. 어르신들은 의외로 이 웃음을 즐겁게 받아들이고, 이런 유치한 놀이를 하면서 처음으로 박장대소를 터뜨리기도 합니다.

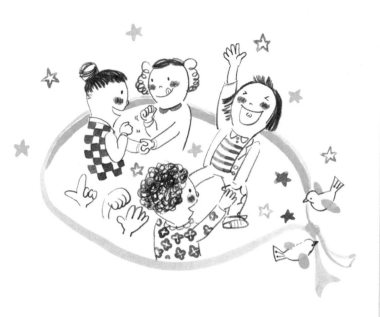

QR코드를 찍으면
바보 웃음 동영상을 볼 수 있습니다.

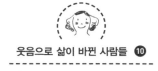
"왜 진작 그 말을 안 했어?"

어느 날 황혼 이혼을 앞둔 부부가 주치의 소개로 웃음 치료교실을 찾아왔다. 나는 최근에 웃어본 적이 있는지 물었다. 아내가 한숨을 내쉬며, 웃음은커녕 마주보고 이야기를 나눠본 지도 너무 오래라 기억조차 없다고 했다. 남편 또한 자기가 제일 듣기 싫은 소리가 저 한숨소리라고 대꾸했다. 한숨을 웃음소리로 바꾸면 이혼이 아니라 신혼 같은 분위기로 살 수 있을 듯했다. 4주간의 웃음 치료를 시작했다.

첫째 주에는 서로 손을 맞잡고 눈을 보면서 칭찬 한 가지씩 하게 했다. 한참 망설이던 남편이 머쓱해하며

"여보, 고마워"라고 했다. 그 말을 뱉으면서 남편의 눈이 붉어졌다. 아내도 "왜 진작 그 말을 안 했어?"라며 이내 울음을 터뜨렸다. 칭찬의 말은 더 필요 없었다. 이미 30년 동안의 한숨을 녹일 정도로 가슴이 뜨거워졌기 때문이다.

둘째 주에는 웃음 인사를 하게 했다. 아침에 일어나 먼저 인사하는 사람이 이기는 게임인데, 이긴 사람은 상대방에게 웃음 마사지를 받을 수 있었다. 웃음 마사지란 머리끝에서 발끝까지 만져지는 모든 뼈를 웃으면서 주물러주는 것이다. 이후 아내의 한숨소리는 사라지고, 아침에 일어나는 일이 즐거워졌다고 했다.

셋째 주에는 웃음 샤워를 하게 했다. 웃음으로 마음의 때를 벗겨내는 것으로, 상대방의 볼을 문질러주거나 등을 쓰다듬으며 각각 다른 웃음을 쏟아내는 것이다. 예컨대 얼굴을 닦아줄 때는 호호호, 발을 만져줄 때는 하하하 하며 웃는 식이다.

마지막 주에는 포옹을 자주 하게 했다. 하루에 네 번 포옹하면 행복감을 느끼고, 여덟 번 포옹하면 살아갈 힘을 얻으며, 열두 번 포옹하면 함께 성장한다고 한다. 포옹을 하면서 마음속으로 진심을 담아 "사랑해요" "감사해요"라고 말하면 상대는 그 마음을 그대로 느낄 수 있다.

웃음 치료가 끝나고 주치의를 찾은 날, 우울지수는 낮아지고 그만큼 행복지수가 올라가 있는 부부를 보고 주치의는 놀라움을 금치 못했다. 웃음 치료의 효과를 눈으로 직접 확인하니 믿기 어려울 정도라고 했다. 30년 만에 되찾은 웃음으로 이혼 계획이 물거품처럼 사라졌음은 두말 할 나위 없다.

머리가 숨을
쉬게 해요

지금 어떤 걱정을 하고 계세요? 이런저런 걱정이 많다면 종이 한 장 펼쳐놓고 조목조목 적어보시기 바랍니다. 막상 글로 적기 시작하면 그다지 복잡한 게 아니란 걸 알거나, 적으면서 정리가 되기도 하거든요. 내가 하는 걱정이 이미 지나간 과거의 일을 부여잡고 있는 것이거나 아직 오지 않은 일을 미리 당겨서 하는 건지도 알 수 있고요. 또 아무리 걱정한다고 해도 해결되지 않는 일인 경우도 많습니다.

그럴 때는 내가 걱정을 해서 해결될 일인지 아닌지 빨리 구분한 뒤 애를 써도 해결되지 않을 일이라면 하늘에 맡기고 잊는 편이 좋습니다. "걱정을 해서 걱정이 없으면 걱정이 없겠네"라는 티베트 속담도 있잖아요? 걱정은 근심을 낳고, 근심은 병을 불러올 뿐입니다.

암 투병하시 분들 중 상당수가 갖가지 걱정과 근심으로 뼈가 녹아내릴 만큼의 고통에 휩싸입니다. 그로 인해 마음까지 병들기 쉽지요. 반면 통증은 통증일 뿐이라며 그것이 마음까지 갉아먹게 두지 않으려고 노력하는 분들도 종종 만날 수 있는데요, 통증이 오면 신음소리를 실컷 내며 앓지만, 한 차례 지나고 나면 다시 여유를 찾고 웃음을 띠려고 합니다. 그런 분들은 유머 감각도 뛰어나지요. 그런 분들이 호전되는 경우가 많습니다.

사실 스트레스는 스트레스 자체보다 그것에 몸과 마음이 어떻게 반응하느냐가 더 중요합니다. 어려운 상황에서도 즐겁게 생활하는 사람이 있는가 하면, 괜찮은 환경인데도 힘들고 고통스러워하는 사람이 있는 이유이지요.

걱정, 근심, 스트레스가 최고조에 이른 '피로 사회'를 살고 있다지만, 다행스럽게도 신은 우리에게 스트레스의 천적인 웃음 또한 선물로 주셨습니다. '웃음'의 '웃'

은 '높다'는 의미인데요, 따라서 '웃음'은 '위의 숨', 즉 우리 몸에서 가장 높은 머리가 숨 쉬는 것을 말해요. 달리 말하면 웃을 때에만 머리가 숨을 쉬게 된다는 뜻이지요.

웃고 있을 때는 호흡이 활발해지고, 정맥의 혈액 온도가 내려가고, 뇌의 온도 역시 떨어집니다. 정맥혈의 열 교환이 활발하게 이루어지기 때문이지요. 자, 이제 이미 지난 일이나 아직 오지도 않은 일에 대한 걱정일랑 날려버리고 머리가 시원해질 정도로 웃어봅시다.

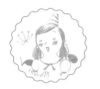

백설공주 웃음

웃음 이론을 살펴보면 사람은 누구나 자기 안에 숨어 있는 '영웅'을 발견하고 싶어 하며, 그런 소리를 들을 때 기분이 좋아진다고 합니다. 여자의 경우엔 '예쁘다'는 말을, 남자의 경우에는 '멋지다' '최고다'라는 소리를 듣기 원한다고 해요. 특히 여자들에게는 세상에서 가장 아름다운 사람이고 싶어 하는 마음이 있다는데요, 여러분도 잘 아는 동화 속 백설공주처럼 세상에서 제일 예쁜 여자가 되어보는 겁니다.

양쪽 손바닥을 얼굴 앞에 대고 "거울아, 거울아, 이 세상에서 누가 제일 예쁘니?"라고 묻습니다. "바로 나!"라고 대답한 뒤 "아~ 하하하하" 박장대소하면서 흡족한 기분을 온몸으로 표현해 보세요. 10초 정도 그렇게 표현하다 보면 더없이 즐거워지는 것을 느끼게 돼요.

수시로 손거울을 앞에 놓고 백설공주인 양 뻐겨보세요. 유치하기 그지없다고 생각될지 모르지만, 이 백설공주 웃음보다 자존감을 높이는 웃음도 흔치 않답니다. 80세 할머니도 이 백설공주 웃음을 통해 천진난만한 웃음을 지어보였어요. 물론 틀니가 빠져 더 큰 폭소를 자아냈지만, 하면 할수록 정말 재밌는 웃음이란 걸 알게 됩니다.

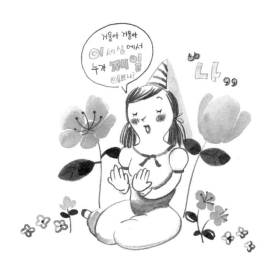

우리는 안 죽어요!

하루는 웃음 치료를 받고 나서 각자 무엇이 달라졌는지 이야기하는 시간을 가졌다. 이때 한 분이 활짝 웃으며 말했다.

"나 좀 봐라. 나는 쉰두 살에 이미 죽었던 사람이다. 위암 말기로 석 달도 못 살고 죽는다 했는데 걱정하지 않으려고 애썼다. 처음엔 땅이 꺼져라 한숨이 나왔지만 수술 마치고서는 마음을 달리 먹었다. 나도 몰래 새어 나오는 신음소리를 없애려고 노인 요양원에서 자원 봉사를 시작했다. 이분들은 기력이 없어 신음소리조차 못 내는데 그래도 나는 내 발로 걸을 수 있으니 고맙지 않은가. 그렇게 봉사 활동에 매달리면서 자식 걱정, 노후 걱정, 건강 걱정 등등 모두 던져버렸다. 걱정도 욕심과 마찬가지로 끝없이 생겨나는 것이라 버리지 않으면 자꾸만 쌓이게 마련이다. 내가 72살까지 아무 탈 없이 산 것은 오직 웃으며 즐겁게 산 덕분이다.

괜한 걱정 하지 마라. 이불 뒤집어쓰고 걱정한다고 해서 돈 한 푼 생기지 않는다. 이쪽으로 갈까, 저쪽으로 갈까, 돌아서 갈까 갈등할 필요도 없다. 자, 콧털을 뽑듯 걱정과 갈등도 뽑아서 버려라. 걱정아, 갈등아, 썩 가거라."

우리는 모두 걱정과 갈등을 코에서 뽑는 시늉을 하며 멀리 날려 보냈다. 이어서 다른 분도 한마디 하셨다.

"미국 인디애나 주 볼 메모리얼 병원에서 연구한 결과 10초만 웃어도 이틀을 더 산다고 그래요. 오늘 이렇게 많이 웃었으니 우리는 몇 년을 더 살까요?"

그분의 질문에 누군가 큰 목소리로 "우리는 안 죽어요"라고 해서 모두 얼마나 웃었는지 모른다.

우리는 그날 두 분의 이야기로 이틀이 아니라 20년 이상 건강하게 살 수 있다는 자신감을 나눠 가졌다.

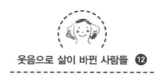

들국화를 닮은 세 자매의 웃음

우울과 불안이 가득한 모습으로 찾아온 세 자매가 있었다. 1주일 간격으로 언니와 막내동생이 유방암 수술을 하고, 항암제를 맞고, 방사선 치료를 받으며 한없이 울었다는 이야기를 둘째에게 들었다.

자매는 하수구가 막힐 만큼 머리카락이 많이 빠질 때는 심장에 고인 피가 빠져 나가듯 가슴이 아팠고, 약물로 얼룩진 핼쑥하고 핏기 없는 얼굴을 보이기 싫어 남편이 들어오기 무섭게 자는 척하곤 했다고 한다.

통통했던 볼 살도 사라지고 예뻤던 엉덩이 근육도 다 빠졌다며, 헐거워진 바지를 입고 병원 다니기 힘들었다는 두 사람, 그러나 지금껏 2년 6개월째 단 한 번도 지각이나 결석하는 일 없이 웃음 치료를 받고 있다. 언니와 막내동생은 웃음 치료를 받고부터 암을 이길 수 있겠다는 강한 자신감뿐 아니라 엉덩이와 허벅지 부위에 근육을 살려주는 근력 강화 웃음 운동을 통해 하체 근육이 조금씩 짱짱해지기 시작했다고 한다. 그러면서 웃음을 만나지 않았다면 우울감에서 빠져 나오지 못했을 거라고 덧붙였다. 이제 얼굴에 들국화 향기 가득한 웃음꽃이 핀 두 사람은, 가발도 벗고 가늘지만 곱게 자란 머리카락을 휘날리며 웃음치료교실에 나온다.

사람들은 환자가 되는 순간 귀도 얇아지고 배운 지식도 아무 소용이 없어져 뭐든지 치료에 좋을 것 같은 약이나 방법을 찾아 수도 없이 시도하지만 결국 얼마나 즐겁게 하루하루를 살아가느냐가 가장 중요한 것 같다고 세 자매는 입을 모았다. 그러면서 제각기 살기 바빠 자주 만나지 못했는데 웃음 치료를 위해 일주일에 한 번씩 만나니 얼마나 감사한 일이냐며 들국화 같은 웃음 향기를 날려주었다.

9일째

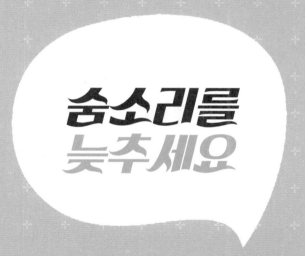

숨소리를
늦추세요

숨 가쁜 사람이 가야 할 곳은 어디일까요? 집에서 숨이 가빠지면 119 구급차를 타고 응급실로 가야 할 것이고, 병원에 있다가 숨이 가빠지면 중환자실로 보내져 인공호흡기를 달아야 합니다. 이렇게 숨이 가빠 힘든 사람들이 많은 응급실이나 중환자실에서는 웃음이 보이지 않지요?

요즘은 아프지 않은 사람들도 숨이 가쁜 경우가 많습니다. 늘 경쟁에 시달리며 긴장 상태에 있는 경우가 많다 보니 호흡이 여유 있고 깊은 것이 아니라 가슴으로 얕은 숨을 쉬며 헐떡이기 일쑤입니다.

"바쁘다, 바빠 죽겠다"는 말이 입에 붙은 사람치고

웃음 많은 사람은 보기 힘듭니다. 웃음을 잃어버린 사람들은 죽어가는 사람들이라고 봐야 합니다. '죽을 망' '바쁠 망' '정신 나갈 망' 같은 글자는 바로 웃음이 없는 사람을 두고 하는 말이지요. 잠시 숨소리를 늦추고 심호흡을 하면서 살아있음을 느껴보시기 바랍니다.

프랑스 철학자 피에르 쌍소는 "빠르게만 살다 보면 삶은 빡빡해지고, 일상은 죽지 못해 살아가는 악순환이 된다"고 말했는데요, 바쁜 현대인들에겐 게으름이 아닌 '느림'을 의도적으로 실천해 보려는 노력이 더욱 필요할 듯합니다. 우리의 삶이 즐겁지 않다면 아무리 많은 일을 한들 무슨 의미가 있겠어요? 그가 제안한 '느리게 살 수 있는 아홉 가지 방법'을 옮겨봅니다.

서둘지 말고 한가로이 거닐 것, 말하기보다는 남의 말을 들어줄 것, 권태 속에서 느긋함을 느껴볼 것, 즐거운 몽상에 빠져볼 것, 어떤 가능성도 배제하지 않는 열린 자세로 결과를 기다릴 것, 추억이 새겨진 나만의 장소를 만들 것, 글을 쓸 것, 남을 비판하거나 질투하지 않고 무리한 요구를 하지 말 것, 가벼운 술 한 잔을 즐기는 여유를 가질 것.

이 아홉 가지를 모두 실행하지는 못할지라도 한 달에 한 가지씩이라도 해보는 시간을 가져보면 어떨까요? 저는 여기에 한 가지 더 욕심을 내 하루에 한 편의 시를 읽기를 권해봅니다. 꼭 이 방법들이 아니라도 마음이 바빠지고 숨이 가빠질 때 호흡을 늦출 수 있는 자신만의 방법 한두 가지씩 간직하고 살아가면 어떨까요?

웃음 명상

웃음 명상의 방법에는 두 가지가 있습니다. 천천히 하나, 둘, 셋,

넷, 다섯, 여섯까지 헤아리면서 코끝으로 깊이 숨을 들이쉬고, 일

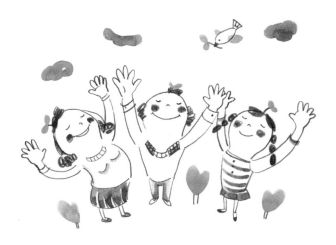

곱, 여덟에 잠깐 멈추고, 아홉, 열, 열하나, 열둘까지 천천히 입으로 아주 가늘게 숨을 내쉽니다. 즉 12초 동안에 숨을 천천히 들이마시고 잠시 멈추었다가 다시 아주 천천히 내쉬는 겁니다. 자신의 호흡에 집중하는 웃음 명상 방법입니다.

다음은 세로토닌 호흡법으로, 가슴을 펴고 하늘을 향해 팔을 뻗으며 크게 심호흡을 하면서 가볍게 웃음을 지어봅니다.

웃음 차 마시기

식후에 마시는 차 한 잔을 가지고도 웃음을 지을 수 있어요. 마음에 드는 잔에 차를 넣고 물을 부을 때 웃음을 함께 담습니다. 웃음 차를 마시고 있다고 생각하면 마시는 내내 얼굴에도 미소가 지어질 것입니다. 마음이 한결 가벼워지고 호흡이 깊어지면서 편안해지는 걸 느낄 수 있을 거예요. 식후라면 바쁜 일상에서 잠시 쉼표를 찍는 여유 시간으로도 활용할 수 있어 좋고요, 하루를 정리하는 저녁 시간에 차분하게 웃음 차를 마신다면 행복한 하루 마감을 할 수 있습니다.

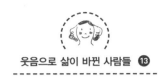
중환자실 보호자들도 웃기 시작하다

어느 날 나에게 웃음 치료를 배운 간호사 한 명이 찾아왔다. 웃음 치료를 배우고 난 뒤 이 좋은 웃음을 누군가에게 퍼 나르고 싶은데 병원에서 가장 웃음이 필요한 곳이 어딜까 생각해 보니 바로 중환자 보호자 대기실이 아닐까 싶었단다.

중환자실에 실려 오면 환자는 링거와 산소 호흡기 줄, 심전도 줄, 소변 줄 등 수많은 줄에 매달려 생명이 유지되고, 환자 보호자는 면회 시간 외에는 들어갈 수도, 볼 수도 없어 죽음과 삶의 시간이 그대로 멈춰버린 공간 속에 놓인 듯한 느낌을 받는다. 숨도 쉬지 못할 것 같은 불안함 속에 며칠을 지내다 보면 대기실 보호자도 중환자처럼 되어가기 일쑤다.

이분들에게 웃음 치료를 해봐야겠다고 생각한 이 간호사의 용기도 용기지만, 참여해 주신 보호자들도 고맙기 그지없었다. 환자는 자신이 조금씩 좋아지고 있다는 것을 면회 오는 보호자의 얼굴빛을 보고 판가름한다는 것을 안 간호사는 일주일에 두 번 면회 시간 30분 전에 웃음 치료를 하기 시작했다. 환자와 스킨십을 할 수 있는 웃음 기법들로 웃음 치료를 해주었더니 중환자실 분위기가 사뭇 밝아지더라고 했다.

환자들도 가족이 웃음 띤 얼굴로 면회를 하고 가니 매우 편안해 보였단다. 비록 몸이 아파 자신은 엉덩이를 비비거나 흔들 수는 없지만 가족의 웃는 모습을 보고 나면 환자도 얼마나 마음이 가벼워질까 싶어 덩달아 기분이 좋았단다. 그 간호사는 이 작은 웃음 치료가 삶과 죽음 앞에서 시간이 멈춰버린 듯 느껴질 중환자실 보호자들의 무거운 마음을 따뜻하게 보듬어줄 수 있었다는 사실에 감사함을 느낀다고 했다.

10일째

몸과
대화하세요

우리의 몸은 참으로 정직합니다. 어딘가 불편하면 신호를 꼭 보내주지요. 때론 마음이나 무의식층에 있는 문제도 몸의 증상으로 표현을 해줍니다. 그런데도 우리는 바쁘다는 이유로 몸의 신호를 무시하거나 여전히 함부로 몸을 대할 때가 많지요. 심하게 아프기 시작해야 그 아픈 곳에 마음을 줍니다. 그러면서도 깊이 대화를 나누려 하기보다는 진통제나 주사로 드러난 그 증상만 바로 해결하려고 하지요.

사실상 몸에 드러난 여러 가지 증상은 우리의 몸 혹은 무의식이 질병이나 증상을 통해 우리와 대화를 나누고 싶다는 일종의 의사 표현이기도 합니다. 우리가 몸이 하는 말에 조금만 주의를 기울인다면, 그래서 몸과 친구가 될 수 있다면 육체적 치유뿐 아니라 깊은 내면의 변화도 일어날 수 있습니다.

지금 어딘가 아프다면, 무기력증에 빠져 있다면, 한없이 분노하고 있다면, 우울하다면 몸과 대화를 나눠보세요. 실제로 몸과 대화가 잘되는 분들은 몸으로부터 어떤 느낌의 화답을 받습니다.

몸과 대화하는 데 보탬이 될 만한 방법을 알려드릴게요. 우선 깊은 호흡을 통해 몸을 이완합니다. 흔히 알고 있는 배꼽 아래 단전까지 숨이 내려가도록 복식 호흡을 계속 하면서 몸과 마음을 편안하게 이완시키세요. 이완이 잘되면 어수선하던 마음이 조용해지면서 차분해지는 느낌이 들 거예요. 우리 몸의 이완 작업을 하는 곳은 우뇌 쪽인데요, 이 우뇌는 감성을 다스립니다. 그래서 이완 상태에서는 논리적인 좌뇌가 잠시 휴식을 취하고 우뇌가 활발히 활동하게 됩니다. 그런 상태에서 몸에게 말을 걸면, 몸이 감성 언어(느낌)에 따라 반응할 확률이 높아지지요.

이 훈련이 잘되면 평소에도 쉽게 몸과 대화를 나눌 수 있습니다. "이제 밥을 먹으려고 해. 이 음식을 먹을 건데 괜찮겠니?" "밥을 조금 더 먹을까, 아니면 그만 먹을까?" "운동을 조금만 더 하려고 하는데 어때?" "약을 먹을 시간이야. 이 약이 몸에 들어가서 아픈 곳을 치료해 주고, 다른 부작용은 없도록 도와주었으면 해" "항암 치료를 할 거야. 힘내. 그리고 늘 잘 견뎌줘서 고마워" 이런 식으로 몸을 친구삼아 두런두런 이야기를 나눠보세요. 몸의 반응에 더 민감해지면서 몸을 더 잘 챙길 수 있게 될 겁니다.

이렇게 주의를 기울이고, 대화를 하다 보면 별 생각 없이 하던 습관적 행동들이 줄어들게 됩니다.

생각이나 습관이 시키는 대로 행동하고 먹는 것이 아니라 몸이 원하는 것들로 해나간다면 훨씬 더 건강한 삶을 살 수 있게 되겠지요. 물론 처음부터 바로 예전 습관을 버리기는 어렵습니다. 하지만 조금씩 노력하다 보면, 그래서 몸이 좀 더 맑아지고 민감해지면 몸이 원하는 것을 더 분명히 알아차릴 것입니다.

나 사랑하기 웃음

양팔로 자신을 살며시 끌어안고 자기 이름을 부릅니다. 그러곤
"수고했어. 사랑해. 괜찮아" 하면서 몸의 이곳저곳을 다독여줍니
다. 눈을 만지면서는 "좋은 것만 보아서 고마워", 입을 만지면서는
"좋은 말만 하게 해줘서 고마워", 다리를 만지면서는 "네가 있어
가고 싶은 곳에 갈 수 있구나. 고마워", 심장에게는 "심장아. 쉬지
않고 뛰어줘서 고마워"라고 말하는 겁니다.

이런 얘기들을 나누다 보면 정말 자기 자신이 얼마나 소중한
사람인지 알게 돼요. 내가 밥을 먹지만 그것을 소화시키고, 살이
되고 피가 되게 해주는 일은 또 다른 어떤 힘이 맡아 해주고 있다
는 것을 생각해 보면 놀랍지 않나요? 해독을 하고, 배설을 하고,

피를 돌리고, 새 세포가 만들어지는 이 모든 일들은 또 어떻고요? 이런 생각을 하며 몸을 다독이다 보면 저절로 자신이 곧 사랑받기 위해 태어난 사람임을 알게 될 거예요. 이 웃음은 건강한 신체 부위를 찾아 그곳을 강화시키는 데, 즉 인식의 전환에 더 큰 목적이 있습니다.

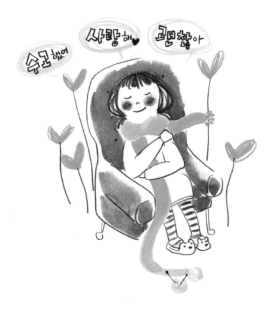

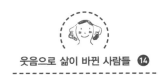
웃음으로 아토피를 치료하다

어느 날 아토피로 괴로워하는 손녀를 웃음 치료로 고쳐
줄 수 있겠느냐는 전화를 받았다. 밤이면 가려움증으로
온몸을 긁으며 울어댄다는 손녀와, 지친 몸으로 퇴근한
딸이 우는 손녀에게 신경질부터 내는 것을 더 이상 보
고만 있을 수 없어 내게 전화한 것이다.

"웃음 치료로 암환자도 고친다는데 저희 손녀도 고쳐
줄 수 있나요?" 그분은 옆집 아주머니가 유방암으로 투
병중인데 웃음 치료를 시작한 후 얼굴에 생기가 돌고
피부도 좋아졌다는 얘길 들었다고 했다.

전화를 끊고 두려운 생각이 먼저 들었다. 웃음 치료가

만병통치약이라도 되는 것처럼 인식이 되어 있는 듯했기 때문이다. 책임감도 크게 느껴졌다. 나는 웃음 치료가 대체 치료도, 만병통치약도 아니라는 설명과 함께 간단히 웃음 치료에 대해 들려주고, 그래도 좋다면 우선 아이 엄마부터 웃음치료교실에 참석하게 해보라고 했다.

사흘 뒤 아이 엄마가 찾아왔다. 초등학교 1학년인 아이는 태어난 지 얼마 안 돼서부터 아토피 증상을 보였다고 했다. 온갖 병원을 다니며 치료를 했지만 나아지기는커녕 아이 성격까지 나쁘게 변해가고 있다며 울먹였다. 아이 엄마에게 나는 엄마와 아이의 관계가 좋아지면 아토피 치료약의 효과가 좋아질 가능성이 있으니, 웃음 치료와 약물 치료를 병행해 보자고 했다.

웃음 치료 첫날, 아이 엄마는 한 시간 내내 울기만 했다. 사람들이 모두 돌아간 뒤 그녀가 자기 이야기를 털어놓았다. 지금까지 6년 동안 단 한 번도 울어본 적이 없다고 했다. 아이가 한창 재롱을 피울 무렵 남편과 이혼해 혼자 아이를 키우며 독을 품고 살았고, 아이를 안아주기보다는 던져두다시피 하며 살았다고 했다. 울어도 배가 고파서 우는지, 졸려서 우는지, 기저귀가 젖어서 우는지 몰랐다고 했다. 차가 많이 다니고 먼지가 심한 도로변에 집이 있어 환경도 좋지 않았단다.

웃음 치료 3주차, 그녀가 나를 따로 찾아왔다. 그동안 아이와 함께 큰소리로 웃어본 적이 없다는 걸 깨달았다며 이제부터라도 아이에게 짜증을 덜 내고 아이 마음을 헤아리고자 노력하겠다고 했다.

그리고 그 다음 주 그녀가 내게 좋은 소식을 전해왔다. 아이가 몸을 훨씬 덜 긁는다는 것이었다. 웃음치료 교실에서 배운 대로 아이와 함께 하루에 한 가지씩 웃음 연습을 했단다. 웃을 때만큼은 아이가 몸을 긁지 않았다. 아이는 밥도 맛있게 잘 먹기 시작했다.

놀랍지만 어쩌면 당연한 변화라고 볼 수 있다. 엄마의 웃음소리를 듣고 함께 까르르 웃는 과정에서 스트레스가 줄었을 테니 말이다. 스트레스가 줄면 세포성 면역력이 증가해 신체에 균형이 이루어지게 마련이다.

그녀는 아이가 자신을 보며 먼저 웃기 시작하고, 그걸 보면서 자기도 웃는 일이 더 많아졌다며 행복해했다.

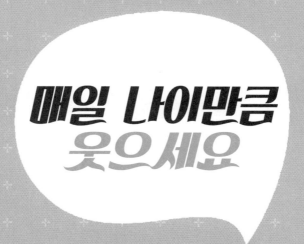

매일 나이만큼
웃으세요

여러분은 언제 나이든 것을 느끼시나요? 앉았다 일어날 때 아구구구 소리가 나도 모르게 입에서 흘러 나오거나 무릎과 허리 등에서 뚜둑뚜둑 소리가 날 때? 아침잠이 없어질 때? 건망증이 늘어갈 때?

저도 나이 듦을 느낄 때가 종종 있는데요, 환자가 무심결에 "아가씨"라고 부르면 왠지 기분이 좋아질 때가 그렇고, 친구를 만나 두 시간 이상 수다를 떨었는데도 집에 돌아와서는 '아차! 그 얘길 빼먹었네' 할 때가 그렇고, 또 흰머리를 염색하기 위해 미용실을 찾을 때도 그렇습니다.

미국 미네소타의학협회에서는 아래와 같은 생각을

하는 사람을 노인으로 정의한다고 하는데요, 여러분도 한번 체크해 보세요.

— 늙었다고 느낀다.
— 배울 만큼 배웠다고 생각한다.
— '이 나이에 그까짓 것을 해서 뭐해?'라는 생각이 든다.
— 듣는 것보다 말하는 것이 좋다.
— 좋았던 시절을 그리워한다.

이 중 한 가지만 해당이 돼도 노인이 된 증거라고 합니다. 여러분은 어떠세요? 물론 우리 모두 늙어갑니다. 세월을 거스를 순 없지요. 하지만 추하게 늙지 않을 방법이 있습니다. 세월은 우리 얼굴에 주름을 만들지만, 웃지 않고 보낸 세월은 우리 영혼에까지 주름을 만들거든요. 추하지 않게 늙는 법, 바로 웃음에 그 해결책이 있습니다.

병원을 찾는 어르신들을 잘 살펴보면 대개 두 부류

로 나뉩니다. 세월만큼, 아니 그 이상으로 몸과 마음까지 쇠한, 즉 의료진과 가족의 도움을 받으면서 희망도 기력도 없이 사는 어르신과, 죽는 그 순간까지 마음만은 청춘으로 행복하고 유쾌하게 사는 어르신으로 말예요. 여러분은 어느 쪽으로 다가가고 있나요?

어린 아이들일수록 아주 작은 일에도 시도 때도 없이 까르르르 웃지요. 사춘기 아가씨들은 구르는 나뭇잎만 봐도 웃는다고 하는데, 나이가 많아질수록 얼굴에 웃음기가 사라지기 쉽습니다. 더 이상 감흥도 없고, 신선하게 바라보는 눈길도 사라지고, 호기심도 사라졌기 때문일 텐데요, 매일 자신의 나이만큼 웃기로 마음먹으면 어떨까요? 나이와 웃음이 함께 많아지는 어르신들의 모습…… 상상만 해도 보기 좋지 않나요? 그렇게 하다 보면 사라진 감흥도, 호기심도, 유머 감각까지도 되살아날 수 있을 거예요.

치매 예방 웃음

● **1단계:** 먼저 자가 진단을 위해 내 무릎을 한 번 치면서 "하" 하고, 내 손뼉을 한 번 치면서 "하" 하며, 다음은 내 무릎 두 번 치고 "하하", 손뼉 두 번 치면서 또 "하하", 이렇게 계속 아홉 번까지 이어갑니다.

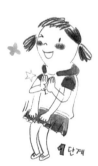

● **2단계:** 앞사람과 마주보고 내 무릎 한 번, 앞 사람과 손뼉 한 번, 내 무릎 두 번, 앞 사람과 손뼉 두 번으로 아홉 차례까지 올라가 봅니다.

이때 주의할 점은 앞사람에게서 눈을 절대로 떼지 않는다는 겁니다. 그 다음은 입으로 '하하' 소리를 크게 내며 조금 빠르게 진행해 봅니다. "하, 하하, 하하하"를 박수와 곁들여 아홉 차례까지 할 수 있는 게 정상이지만, 조기 치매 환자들은 두 차례나 세 차례에서 혼란을 겪습니다.

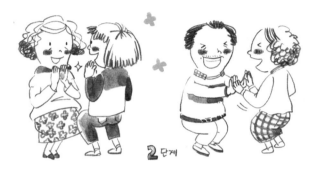

여러 가지 웃음 기법 중에 사람과 사람 사이를 가장 가깝게 만들고 행복을 전하는 웃음이 바로 '치매 예방 웃음'입니다. 치매 예방 웃음은 지속적으로, 반복적으로 이어가는 것이 좋습니다.

QR코드를 찍으면
치매 예방 동영상을 볼 수 있습니다.

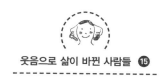

웃음을 천연 소화제로 삼은 할머니

웃음치료교실에서 만난 70대의 소화불량 할머니가 있
었다. "어릴 때는 불 꺼진 캄캄한 밤이 제일 무서웠는데
나이 들고 소화가 안 되니 그 좋던 밥이 제일 무섭더라"
며 소화제로 살아갈 날이 두렵다고 하셨다.

　나는 할머니에게 허리와 어깨를 펴고 숨을 깊이 들
이쉰 뒤 "하하하" 소리를 내면서 숨을 뱉고, 이때 박수
도 함께 쳐보라고 했다. 이것이 잘된다면, 연속적으로
고개를 들어 뒤로 젖히고 또 앞으로 깊이 숙이면서 온
몸으로 박장대소를 해보라고 했다. 보통 우리가 심하게
웃길 때처럼 호탕하게 웃되 상체를 앞뒤로 움직이면서

어깨를 세우는 것이다.

어깨를 쫙 올리면 횡경막이 펴진다. 큰 웃음, 즉 깊은 호흡이 횡경막을 자극하고 또 위를 자극하여 장 운동이 활발해진다. 그러다 보면 자연히 위산 분비가 잘되고 위산 분비가 잘되면 소화도 잘될 수밖에 없다. 또한 웃으면 저절로 입이 벌어지는데, 이로 인해 침샘이 자극되고 침의 분비량이 늘기 때문에 웃음을 천연소화제라고 한다.

침에는 탄수화물을 포도당으로 분해하는 효소가 들어 있는데 이 때문에 침의 분비가 늘면 소화 기능이 활성화된다. 또 기분이 좋아지면 인체의 쾌감 중추가 식욕 중추를 억제하기 때문에 식사량이 줄어 저절로 소식을 하게 되니, 살찐 사람에게는 다이어트 효과도 있다.

소화불량으로 수년간 고생하셨던 할머니는 지금 다른 사람들과 함께 웃음치료교실에 나와 크게 웃으며 이야기도 나누고, 누구보다도 웃음을 많이, 맛있게 먹고 사신다.

"나 이제 밥 먹고 소화제 안 먹어. 식탁에 웃음 스티커를 붙여두고 소화제 먹는 시간에 웃음 스위치를 눌러서 한바탕씩 웃어. 그렇게 하루 세 끼 먹을 때마다 웃었더니 웃을 일이 없던 내게도 웃을 일이 자꾸 생기고 겁 없이 외식에 바깥나들이도 하게 됐어" 하며 좋아하셨다. 전에 없이 어깨도 쭉 펴져 있었다.

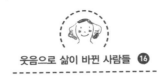
갱년기도 웃음에는 못 당해요

갱년기는 여자들만 겪는 것이 아니다. 어느 날 한 여성이 와서 들려주기를 남편이 "나 생리 끊어진 지 오래야" 이런 말을 하더니 자꾸만 피곤해하고, 밖에 나가기도 싫어하고, 잠만 자려고 한다고 했다. 그러던 차에 옆집 할머니가 "나 오늘도 웃음 치료 간다"고 해 웃음 치료가 뭐냐고 물은 것이 나를 만나게 된 인연이 되었다.

나는 이들 부부에게 아침에 일어나면 무조건 "아~ 잘 잤다"라고 말하고 손뼉을 치며 박장대소를 하게 했다. 별것 아닌 것 같지만 우리 몸은 우리가 내뱉은 말에 반응하고 적응한다. 자고 눈뜰 때마다 꼭 하면 좋은 것이 바로 "아~잘 잤다"라고 말한 뒤 손을 높이 올려 박수치면서 웃는 것이다.

이들 부부가 이렇게 며칠 하더니 아침 운동을 하러 나가기 시작했다. 산에 가니 수많은 사람들이 운동 기구에 매달리고 몸을 나무에 콩콩 부딪치는 모습이 보였고 그 모습이 재미있게 느껴졌다고 한다. 남편은 아령을 들고 "하! 하! 하!" 소리를 내기 시작하더니 어느새 운동을 하지 않으면 안 되는 사람이 되었다.

아침에 시작된 이 웃음 운동으로 이들 부부는 갱년기를 지혜롭게 넘기고 있다. 이들은 가끔 샤워를 하고 나오면 수건을 이용한 스트레칭과 사랑의 박타기 웃음으로 한바탕 크게 웃기도 한다고 했다. 사랑의 박타기는 두 사람이 수건의 양쪽 끝을 잡고, 수건 안으로 함께 머리를 넣어 흥부네 가족이 어영차어영차 박을 타듯이 상체를 움직이며 웃는 웃음 기법이다. 가까이에서 상대방을 볼 수 있어 웃음이 절로 나는데, 상체를 움직이며 웃다 보면 심폐 기능이 좋아질 뿐 아니라 서로 간에 애정도 돈독해진다.

12일째

노래를 불러요,
몸을 움직여요

우리의 뇌는 세월이 가면 자연스럽게 6퍼센트 정도의 세포가 소실된다고 합니다. 그런데 웃지 않으면 전두엽의 20퍼센트가 소실된다고 해요. 그런가 하면 일본 사람들을 대상으로 조사한 바에 따르면 일본 대중 음악인 엔카를 부르고 사는 사람은 그렇지 않은 사람에 비해 뇌의 나이가 16살이나 젊다는 보고도 있습니다. 우리나라 트로트 가수 중 젊게 살기로 유명한 설운도 씨는 실제 나이에 비해 20년 젊게 뇌의 나이가 측정되었다고 하지요.

웃음만큼이나 노래도 그 효과가 좋다는 걸 알 수 있습니다. 시간이 날 때마다 노래를 하세요. 노래를 많이 할수록 웃기도 수월해지고, 웃음이 많아지면 또 노래도 잘 나오게 되어 있습니다. 감정이 그만큼 말랑말랑하게 살아있다는 뜻이니까요.

하루에 동요 하나라도 불러보는 건 어떨까요? 길을 가면서 흥얼흥얼, 샤워하면서 룰루랄라, 빨래를 개고 설거지를 하면서, 방바닥을 닦으며, 마당을 쓸며, 화장실에서 일을 보면서, 산책을 하면서 얼마든지 노래할 수 있습니다.

젊은 뇌를 유지하는 또 다른 방법이 웃음 운동인데요, 운동이라고 하기보다는 놀이라고 표현하는 게 좋을 것 같네요.

여러분은 눈이 오면 뭘 하세요? 어린아이는 눈이 오면 눈싸움을 하지만, 어른들은 눈과 싸움을 한다고 합니다. 잠시 아이였을 때로 돌아가 눈이 왔을 때를 떠올려볼까요? 눈싸움을 하고, 눈밭에 뒹굴고, 눈사람을 만들고, 썰매를 타고…… 추운 줄 모르고 온 동네를 뛰어다니며 놀던 기억들 다 있으실 거예요.

그런데 나이가 들면서는 이런 놀이를 멈추게 되지요?

나이가 들어 놀이를 멈추는 게 아니라 놀이를 멈추기 때문에 나이가 드는 것이라는 말도 있는데요, 회사에서 일을 하거나 학교에서 공부할 때는 긴장하는 탓에 몸이 굳어지고 마음이 굳어지기 쉽지만, 놀 때는 어디 그런가요? 몸도 마음도 이완되어 노는 동안은 힘든 줄 모릅니다.

요즘은 젊은 사람들도 어깨가 돌덩이처럼 딱딱하게 굳은 경우가 많습니다. 또 어르신들도 "목이 뻣뻣하다" "목이 안 돌아간다" "팔이 안 올라간다" "가슴이 답답하다" "허리가 안 펴진다" 하며 병원을 찾아오십니다.

몸이 굳으면 마음이 굳고, 마음이 굳으면 몸이 굳습니다. 몸과 마음은 밀접하게 연관되어 있기 때문에 그렇게 서로 영향을 주고받습니다. 자, 굳은 마음은 노래와 웃음으로 풀고, 굳은 몸은 웃음 율동으로 풀어보세요.

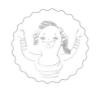

천지인 웃음

가장 짧은 시간에 최대 심장 박동수를 올릴 수 있는 웃음이며, 온 몸을 떨어주는 웃음이기 때문에 어떤 운동보다 칼로리 소모가 많은 웃음입니다. 이렇게 1분간 웃을 수 있다면 심장과 폐 기능만큼은 아주 건강하다고 볼 수 있습니다.

● 1단계: 땅의 기운을 끌어올리는 지地 웃음입니다. 먼저 양쪽 발을 어깨 넓이로 벌리고 양쪽 무릎을 구부려 기마 자세를 취합니다. 양팔은 45도 정도로 벌려 아래로 내립니다. 손바닥을 아래로 향해 손끝을 아주 빠르게 바르르 떨어줍니다. 이는 떨림을 통해 심부열을 끌어올리기 위함입니다. 이때 중요한 것은 혀도 함께 "따

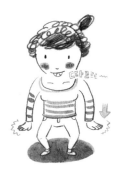

르르" 소리를 내면서 자연스럽게 떨어준다는 겁니다. 약 30초에서 1분 이상 떨어주세요. 혀를 떨어주면 전두엽을 자극하는 효과가 있습니다.

- **2단계:** 하늘의 기운을 받아들이는 천ㅈ 웃음입니다. 1단계와 똑같고 손바닥을 하늘을 향한 채 손끝을 떨어주는 것만 다릅니다.

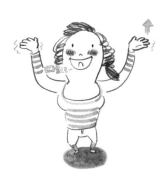

손바닥을 아래로 향하고 떨어주는 것보다 더 힘이 드는데요, 따라서 2단계가 끝나면 호흡을 조절해 줍니다.

● **3단계:** 역시 같은 자세에서 이번에는 손끝을 안으로 향하게 해서 떨어줍니다. 이때 양쪽 다리도 함께 떨어주세요. 30초~1분간 하는데 이때도 역시 혀를 최대한 빠르게 떨어줘야 합니다.

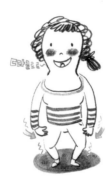

웃음 체조로 암을 이겨내다

신장암 진단을 받고 서울대병원에서 좌측 신장을 제거한 남자가 있다. "사람의 콩팥은 60세가 넘으면 한 개만 있어도 일상 생활에는 큰 지장이 없다"는 의사의 말에 심적으로 큰 동요 없이 수술을 마쳤다고 한다. 그런데 3년 뒤 암세포가 간으로까지 전이되었다.

그는 '왜 나에게만 이런 일이 생기는 걸까? 전생에 무슨 죄가 있어 암이 내 몸에 두 번씩이나 생기나?' 하며 하늘을 원망하기도 했다고 한다. 하지만 불행은 이것으로 끝이 아니었다. 간암 수술을 받은 지 1년 뒤 또다시 간암이 재발한 것이다.

그가 웃음 치료를 만난 건 세 번째 수술을 받고 서울대병원에 입원해 있을 때였다. "열정과 정성을 다해 길게 웃으면 질병 치료에 큰 도움이 된다"는 내 말에 그는 병원 복도를 걸을 때도, 화장실을 갈 때도 최선을 다해 웃기 시작했다. 그 덕분인지 의사가 말했던 날짜보다 사흘 앞당겨 퇴원할 수 있었다. 그때 그는 밤낮을 가리지 않고 열심히 웃으면 병이 치료될 수 있겠다는 확신을 갖게 되었고, 그때부터 웃음 치료를 배워 웃음 치료사 자격증까지 얻게 되었다.

그는 주민들에게 피해가 가지 않을 만한 공원을 골라 새벽 4시 30분부터 45분간, 4년이 넘도록 하루도 빠짐없이 웃음 체조를 했다고 한다. 홀수 날에는 웃음 요가를, 짝수 날에는 웃음 연습을 하고, 수요일과 토요일은 남산 소나무 숲에서 음이온을 마시며 한 시간 동안 웃음 체조를 했단다.

웃음 체조를 4년 넘게 해온 그는 현재 어떤 약도 복용하지 않고 특별한 식이요법도 진행하지 않으면서 웃음으로 행복하고 건강한 삶을 유지하고 있다.

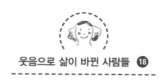
웃음이 이어준 새로운 인연

전립선암은 크게 걱정할 것은 아니지만 암은 누구나에게 무섭고 사형선고와 같이 여겨지는 건 어쩔 수 없는 일인 것 같다. 전립선암을 진단받은 63세의 한 남성분도 '이제 죽었구나' 하고 하던 사업과 건물을 다 처분했다. 그는 암이 주는 고통보다 왜 이렇게 바쁘고 힘들게 일만 하고 살았나 하는 후회가 더 고통스럽다고 했다.

"비바람에 하얀 꽃잎이 눈꽃처럼 흩날리는 윤중로를 하염없이 걸었습니다. 그리고 하염없이 흘러가는 한강물도 몇 시간이고 바라보았어요. 여전히 허무함 외엔 아무것도 남지 않아 더 힘들더군요."

그는 모든 것을 놓아버리고 나니 더 기운이 빠져서 며칠째 일어나지 못하고 있는데, 텔레비전에서 웃음 치료 장면을 보게 되었고 자신도 모르게 배시시 입가에 웃음이 생겨 웃음치료교실까지 찾아오게 되었다고 했다. 그런데 와서 보니 옆자리에 초등학교 5학년 때 좋아했던 짝이 반백이 되어 앉아 있는 게 아닌가!

10대의 소년 소녀가 50년이란 세월이 지나 또 같은 환자가 되어 만났으니 한편으로는 좋고 또 한편으로는 안쓰럽고 부끄러웠노라고 했다. 이후 두 사람은 늘 같은 시간, 같은 자리에 앉아 웃음 치료를 받았다.

시간이 갈수록 남자분은 웃음소리가 남달라졌고, 가끔씩 본인이 지은 시를 읊어주기도 했다. 웃음 치료를 받으면서 새로운 취미를 찾았는데 더 이상 미루고 살 일이 아니라 하시더니 어느 날 색소폰을 샀다고 했다.

1년 뒤 10월, 그분은 〈10월의 어느 멋진 날〉을 색소폰으로 참으로 멋지게 불러주셨다. 두 분 모두 배우자와 사별을 한 상태였는데, 자녀들의 도움으로 결혼까지 생각하고 있다는 반가운 소식을 전해 들었다.

13일째

한탄하지 말고
감탄하세요

얼마 전 작은 요양원을 방문해서 웃음 치료를 진행한 적이 있습니다. 그곳에 가서 보니 감탄사를 잃고 사는 분이 참 많았어요. 살아있다는 건 생각하고, 말하고, 감동하고, 웃을 수 있다는 것입니다. 숨은 쉬고 있지만 살아있지 않은 분들 참 많지요. 온 몸과 마음이 살아있음을 느끼고 싶다면 더 많이 감탄하고, 더 많이 웃고, 더 많이 박수치고, 더 많이 엉덩이를 흔듭시다.

몸이 불편하신 분들이 감탄사를 터뜨리며 살려면, 첫째, 오늘 하루 잘살 수 있다는 자신감을 가지세요. 둘째, 크고 작은 꿈들을 계속해서 꾸세요. 셋째, 작은 일에도 정성을 다하세요. 넷째, 존재 속에서 가치를 찾으세요. 자, 오늘부터 한탄하지 말고 감탄합시다. 한탄은 가슴이 식은 사람이 내는 소리이고, 감탄은 가슴이 살아있어 감동과 감사가 넘칠 때 나오는 소리입니다.

웃음치료교실에서는 둘씩 마주보게 한 뒤 최대한 화려한 감탄사를 내뱉고 깊이 숨을 들이쉰 뒤 "반갑습니다" 인사를 하게 합니다. 그 다음 다시 숨을 들이쉬고 "감사합니다. 제 옆에 앉아주셔서" 하고, 마지막으로 "축복합니다" 하며 포옹을 하게 합니다.

자, 그럼 우리도 감탄사를 터뜨려볼까요? 아, 오, 야, 하, 꺅, 앗싸, 우와, 야호, 오예, 만세, 심봤다, 얼씨구, 지화자! 이 밖에 자기만의 감탄사를 개발하거나 감탄사에 어울리는 몸짓을 해보는 것도 좋습니다.

병원에서 저의 웃음은 늘 "어머나~" 하는 감탄사로 시작하죠. "어머나, 오늘 수치가 많이 좋아지셨어요!" "어머나, 오늘 헤어스타일이 정말 멋지세요" 등 언제나 상대가 가진 가장 빛나는 부분들을 찾아서 감탄사를 보냅니다.

감탄사가 없을 것 같지만, 오히려 작은 것에 쉽게 감

탄할 수 있는 곳이 바로 병원이기도 합니다. 예를 들어 수술을 받고 나면 꼼짝없이 누워 있어야 하는데, 그러다가 시간이 지나면서 하나하나 새롭게 할 수 있는 일이 늘 때마다 감탄을 하게 됩니다. "오예! 가스 나왔어요!" "와우~ 오늘 침대에서 혼자 일어났어요." "세상에~ 복도 끝까지 걸었어요." 뭐든 생각을 바꾸면 내가 있는 곳, 처한 상황을 달리 볼 수 있지요.

제게 이석증이 찾아왔을 때가 있었습니다. 정말이지 너무 어지러워 일상 생활이 불가능하더군요. 그간 아무렇지 않게 할 수 있었던 일들이 모두 감사하게 느껴졌습니다.

이석증으로 할 수 있는 일들이 별로 없어 하루 종일 누워 오랜만에 텔레비전을 보았습니다. 여기저기 채널을 바꾸어 보아도 우울한 뉴스뿐, 뭔가 이 상황을 웃을 수 있는 것으로 만들 방법이 없을까 생각하다 화면에 여자가 나오면 혀를 길게 내밀고 "에~헤헤헤" 사자 웃음을 하고, 남자가 나오면 턱밑에 양 손바닥을 활짝 펴서 받치고 "어머나~"를 외쳐보기로 했습니다.

뉴스를 보며 해보는데, 계속 남자들만 나와서 "어머나~"만 연이어 하게 되어 채널을 돌려보니 다행히 사랑을 속삭이는 옛날 영화가 나왔어요. 액션 영화가 아니어서 누워서 하기에도 속도가 알맞았습니다.

다시 시작했지요. 여자가 나오면 혀를 쑥 내밀고 사자 웃음을, 남자가 나오면 두 손을 턱밑에 받치고 활짝 펴고 "어머나~"를 외쳤습니다. 이때 둘이 서로 포옹하는 장면이 나와 사자 웃음과 턱받침으로 목도리도마뱀 웃음을 동시에 하고 있으니 옆에 있던 신랑이 "당신, 아픈 것 맞아?" 물어보더군요.

웃음 치료 한다고 정신없이 돌아다니다 귀 속에 있는 돌이 빠진 거라고 놀렸던 남편이 이번엔 "하하하! 우리 마누라, 귀에 돌만 빠진 게 아니라 진짜 돌아도 단단히 돌았구나!" 하며 큰소리로 웃더군요. 그 소리에 서로 마주보면서 나는 사자 웃음을, 남편은 턱밑에 손바닥을 받치고 바라보면서 어머나~ 웃음을 하다 둘 다 너무 웃겨 자지러지고 말았던 기억이 있습니다.

힘든 순간에도 웃을 거리를 찾고, 감탄사를 자꾸 내

뱉으면 한탄이 감탄으로 바뀔 수 있답니다.

우리의 몸짓 중에 감탄사와 가장 닮은 것이 있는데요, 뭘까요? 네, 박수입니다. 기분이 좋지 않으면 할 수 없는 동작이 바로 박수와 엉덩이 흔들기지요. 울면서 박수를 칠 수는 없잖아요? 다른 사람을 기분 좋게 하고, 나도 기분 좋아지는 박수도 감탄사만큼이나 가까이 두면 좋겠지요?

웃음 폭탄

여러 명이 있을 때 둥글게 서거나 앉아서 함께 즐기기에 좋은 웃음 놀이입니다. 가볍고 부드러운 공이나 인형 같은 소품을 이용해 웃음 폭탄을 던지는 놀이로, 단순하지만 누구에게나 쉽게 큰 웃음을 이끌어낼 수 있어요. 진짜 폭탄은 맞으면 죽지만 웃음 폭탄은 암세포를 쫓아내고 사람을 살리는 웃음 도구예요.

먼저 웃음 폭탄을 잡은 사람이 다른 사람에게 폭탄을 던집니다. 웃음 폭탄은 되도록 빨리 던지는 것이 좋긴 하지만 상대방의 눈을 보고 얼굴을 피해서 상대가 받을 수 있도록 던져야 합니다. 웃음 폭탄을 받은 사람은 폭탄을 안은 채 그 자리에서 뛰면서 웃고, 옆에 있는 두 사람은 발딱 일어나서 10초 이상 발을 구르면서 큰소리를 내면서 박장대소를 합니다. 장소에 따라서는 가운데로 나와 마주보고 하면 더욱 재미있습니다.

두 발을 구르면서 온몸으로 웃기 때문에 최대 심장 박동수를 올리는 데 아주 좋습니다. 더 큰 웃음바다를 만들고 싶다면 웃음 폭탄을 두 개나 세 개 정도 던지면서 놀이를 합니다. 폭탄을 안고 있는 사람은 물론 폭탄을 맞은 옆 사람들까지 뛰어나와서 함께 웃는 까닭에 크게 웃는 사람의 수가 그만큼 늘어 웃음 효과도 더 커집니다.

- 1단계: 웃음 폭탄을 던지면 그것을 받은 사람은 그 자리에서 뛰면서 웃고, 그 파편을 맞은 양 옆의 사람은 박장대소하며 웃습니다.

- 2단계: 1단계와 같으나 웃음 폭탄 파편을 맞은 사람이 더 많아져서 양쪽에서 각각 두 사람씩 일어나 마주보고 박장대소합니다. 즉 다섯 사람이 동시에 웃게 되는 거지요. 나머지 사람들은 웃는 모습을 보며 웃고, 또 나에게도 웃음 폭탄이 떨어지기를 간절하게 기다리며 웃습니다.

● **3단계:** 더 많은 사람이 한꺼번에 웃을 수 있는 방법으로 웃음 폭탄을 두세 개로 늘려 던지고 2단계처럼 양쪽 두 사람씩 일어나 웃으면 여기저기서 웃음 폭탄이 팡팡 터지는 즐거운 웃음 놀이가 됩니다.

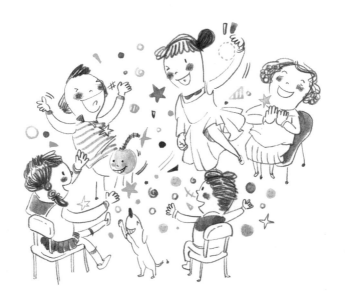

QR코드를 찍으면
웃음 폭탄 동영상을 볼 수 있습니다.

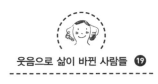

웃음으로 삶이 바뀐 사람들 **19**

웃음 총을 맞고 살아난 말기암 환자

60대 중반의 한 남성이 있었다. 웃고 다니는 사람들이 제일 부럽다는 그는 40대 중반에 아들을 잃고 난 뒤로 거의 웃어본 적이 없다고 했다. 그러다 최근 자신도 대장암 말기 진단을 받았다. 고단한 삶을 더 살고 싶지도 않았고, 아들을 먼저 보내놓고 자신도 죽어야 마땅하다는 생각까지 들었지만, 치매 증세가 있는 노모를 모셔야 하는 처지라 죽고 싶어도 죽을 수 없었다.

　그런데 이상한 것은, 막상 죽게 되었다니 살고 싶은 욕구가 살아난 것이다. 그때 어디선가 밝고 활기차게 웃는 소리가 들려왔고, 그 웃음소리에 이끌려 웃음치료교실까지 찾아오게 되었다.

이른바 웃음 총 발사 순서가 되어 내가 말했다. "이 총에는 웃음 총알 열 발이 장전되어 있습니다. 웃음 총에 맞는 순간 내 몸속에 있는 암세포는 흔적도 없이 사라집니다. 자, 웃을 준비가 되었습니까?"

그날 웃음 총을 발사해 줄 분은 실제 사격 선수로 웃음으로 암을 이겨낸 사람이었다. 그런데 내 말이 끝나자마자 그 대장암 환자가 벌떡 일어나더니 말했다. "저는 지금 막 말기 대장암이라며 죽음을 선고받고 이곳에 온 사람입니다. 길어야 3개월, 짧으면 한 달이라고요. 정말이지 죽고 싶지 않습니다. 그런데 죽는다고 하네요. 이래 죽으나 저래 죽으나 매한가지인데 난 오늘 여러분의 웃음 총을 맞고 웃으면서 죽고 싶습니다."

웃음 총이 발사되자, 총에 맞은 그가 짐승처럼 울부짖었다. 눈물과 콧물, 그리고 울음과 웃음이 범벅이 되었다. "웃을 수 있는 여러분을 보니 눈물이 납니다. 나는 왜 진작 웃지 못하고 걱정만 하고 살았을까요? 지금부터라도 마지막 가는 그날까지 어머니를 위해, 아니 나 자신을 위해 마음껏 웃고 싶습니다." 그날 참석한 모든 사람들이 웃으려다 함께 울고 말았다.

일주일 후 그가 다시 웃음치료교실에 나타났다. 그런데 얼굴이 일주일 전과는 완전히 딴판이었다. 모두들 놀라서 그 사이 무슨 일이 있었는지 물었다. 일주일 내내 어머니에게 어리광을 부렸다고 했다. 어머니께 언제가 가장 행복했느냐고 물었더니 아들이 초등학교 입학하던 날이라고 해서, 60대 아들은 초등학교 1학년이 돼 어리광을 부렸다는 얘기였다. 잘 웃지 않는 사람들이 보기엔 유치하기 짝이 없는 것처럼 보이겠지만, 진정한 웃음은 유치함에서 시작된다. 그럴 때 가장 자연스럽게 웃을 수 있고 건강하게 웃을 수 있기 때문이다.

그날은 그가 웃음 총이 아니라 웃음 폭탄을 터뜨리겠다고 했다. 그가 가져온 비장의 무기는 아이들이 갖고 노는 고무공에 스마일 스티커를 붙인 것이었다. 그가 폭탄을 투척하자 여기저기서 웃음이 폭발했다. 그가 3개월을 보기 좋게 넘기고 건강을 회복해 간 것은 말할 나위도 없다.

14일째

웃음 구호를
외쳐요

아인슈타인이 이렇게 말했습니다. 지금 웃지 못하는 사람은 나중에도 웃지 못하고, 오늘 행복하지 못한 사람은 내일도 행복하기 어렵다고요. 힘들더라도 크게 웃어봅시다. 웃다 보면 뇌에서 행복한 물질, 즉 세로토닌과 도파민, 가바, 또 기억에 관여하는 아세틸콜린이 나오는데요, 이 물질이 균형 있게 잘 나와야 뇌가 건강해진다고 합니다. 뇌가 건강해야 진짜 건강한 것이고, 뇌가 건강해야 진정한 행복을 느낄 수 있다고 해요.

뇌 신경망을 만드는 물질인 뇌유리신경성장인자 BDNF라는 물질은 뇌의 지적 능력을 향상시킨다고 하는데요, 이 물질은 운동을 할 때와 웃을 때 분비가 일어납니다. 저는 웃음치료교실에 오는 분들께 이왕이면 엉덩이를 실룩실룩 흔들면서 오시라고 말씀드립니다. 화장실을 갈 때 엉덩이 실룩실룩하기, 변기에 앉아서는 고개 돌리기, 손가락 폈다 구부렸다 하는 잼잼잼 하기, 아침에 눈을 떠선 기지개를 세 번 이상 힘껏 켜기, 잠들 기 전에는 종아리 스트레칭 등 일상에서도 조금씩 움 직여주면서 몸을 풀어주는 게 중요합니다. 작은 움직임 들이 모이고 모이면 치매 예방에도 효과가 있어요.

반대로 스트레스가 심하면 기억, 학습, 감정을 담당 하는 뇌 부위인 해마에서 생성되는 신경 세포가 죽는 다고 합니다. 암환자가 겪는 스트레스가 그 어떤 스트 레스보다 극심하다는 것도 여러 논문에서 밝히고 있는 데요, 그래서 저는 암환자들과 함께하는 웃음 치료에서 는 암환자들이 가장 듣고 싶어 하는 말을 웃음 구호에 넣어 웃음 치료 전후로 꼭 외치고 있습니다.

사람은 피암시성이 강한 존재이기 때문에 자기 암시 기법을 활용하면 자신이 원하는 것을 얻을 가능성이 높아집니다. 기분이나 증상에 관계없이 쾌활한 것처럼 행동하면 점점 더 쾌활해지고, 건강한 것처럼 행동하면 실제로 건강해진다는 것입니다. 노력만큼, 아니 어쩌면 노력보다 더 중요한 것이 '된다'고 믿는 신념일 수 있습니다. "된다, 된다, 된다, 된다!" 스스로에게 외쳐보세요.

나는 건강한 사람이 된다. 된다, 된다, 된다! 웃음 치료에서 웃음 구호는 특별한 힘을 갖는데요, 바로 암환자들이 스스로 외치는 구호가 그들의 긴 치료 여정에 지팡이가 되기도 하고 또 누군가는 실제 외친 대로 된 사람도 있습니다.

"나는 점점 좋아지고 있다 오예~"

"나는 건강해지고 있다 오예~"

"나는 완치되고 있다 오예~" 등등

우리가 외치는 구호처럼 우리 모두는 점점 건강한 몸과 마음을 만들어가게 됩니다. "나는 날마다 좋아진다. 나는 건강하다. 나는 완치되었다!"고 외치고 계속해서 주문을 겁니다. 이때 중요한 것은 소망을 미래형으로 말하는 것이 아니라 이미 이루어졌다고 믿고 현재진행형으로 외칠 때 더욱 힘이 강력해진다는 점입니다.

또 다른 웃음 구호로는 "나는 날마다 모든 면에서 점점 좋아지고 있다"고 여러 번 반복하는 것입니다. 식구끼리 혹은 한 병실에 있는 사람들끼리 함께 구호를 외치면 같은 마음이 되고 같은 에너지를 느끼면서 효과가 더 커질 수 있습니다.

맞아 맞아 맞아 웃음

한 사람씩 일어나 자기 자랑을 끝내고 나면 다른 사람들은 모두 "맞아, 맞아, 맞아, 맞아, 맞아!"를 다섯 번 외친 뒤 박장대소를 하고 함께 즐거워해 줍니다. 의외로 큰 에너지가 전달되는 즐거운 웃음입니다.

"난 쌍둥이를 동시에 장가 보낸 대단한 여자야." 누군가 이렇게 말하면 "맞아, 맞아, 맞아, 맞아, 맞아!"를 다들 외쳐줍니다. 또 뒤를 이어 다른 사람이 "난 나이 쉰하나에 대학 들어간 대단한 여자야" 라고 하면 또 모두가 "맞아, 맞아, 맞아, 맞아, 맞아!"를 외치고 환호성을 보냅니다. 끝없이 자신의 대단한 면을 발견하고, 다들 함께 공감해 주고 인정해 줌으로써 놀이가 즐거워지고 즐거움은 행복감으로 변해갑니다.

웃음치료교실에선 남자들만 일어나게 해 자기 자랑을 하게 하고, 여자들이 "그래, 그래, 그래, 그래, 그래"를 다섯 번 외쳐주도록 한 적도 있었습니다.

"난~ 팔굽혀펴기를 쉰 번이나 할 수 있는 강한 남자야.""그래, 그래, 그래, 그래, 그래."

"난 암환자지만 매력은 잃지 않았어.""그래, 그래, 그래, 그래, 그래."

때론 유치한 듯한 내용일지라도 그런 말들로 인해 더 많이 웃게 되고, 그럴 때 스트레스는 더 멀리 날아가게 됩니다.

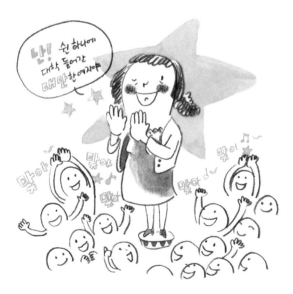

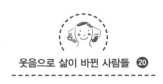
암을 이겨낼 자신감을 준 웃음

30대 후반에 유방암 수술을 하고 나왔으나 14년 만에 암이 재발한 여성이 있었다. 첫 발병 후 병원의 지시를 잘 따르며 살아왔는데 재발이라니 앞이 캄캄했다고 한다. 마음을 추스르고 방사선 치료 등 항암 치료를 꾸준히 받았지만 마음속 절망감은 더욱 깊어만 갔다. 그러던 어느 날 텔레비전을 통해 웃음 치료를 알게 됐다.

낮에는 죽음에 대한 공포에 떨고 밤이면 저승사자와 마주칠까봐 잠을 이루지 못하던 때였으니, 큰 기대는 하지 않았지만 지푸라기라도 잡는 심정으로 웃음치료교실을 찾아왔다고 한다. 돌이켜보면 신이 주신 마지막

기회였다고 생각하지만, 처음엔 낯선 사람들 틈에 끼여 웃는 게 그저 어색하기만 했단다. 자기만 빼고 거기 있는 모든 사람이 행복해 보였다고 한다. 생각이 바뀐 건 웃음치료교실에서 만난 사람들 덕분이었다. 죽음의 문턱까지 갔다가 웃음 치료를 통해 다시 살아난 분도 있었던 것이다. 3주가 지나면서부터 마음껏 웃게 되었는데, 그렇게 웃고 나면 온몸이 아주 개운했단다.

그때 속으로 다짐했다. 암을 완치할 수는 없을지라도 더 이상 나빠지지 않도록 마음껏 웃어나 보자고 말이다. 심리 치료도 받았다. 그러면서 조금씩 마음이 안정되고 잠도 잘 자게 되었다. 표정도 밝아져 주변 사람들은 그녀 나이를 5~6년 젊게 보기까지 했다.

그러나 그보다 더 고마운 것은 암을 이겨낼 수 있을 것 같다는 자신감을 갖게 되고, 더 이상 죽음에 대한 공포로 시달리지 않게 된 것이라고 그녀는 말했다. 그리고 그 힘은 바로 웃음에서 나온 것 같다고. 웃음이 없었다면 지금쯤 두려움과 걱정으로 뼈만 앙상하게 남게 되지 않았을까 싶다며 그녀가 예쁘게 웃었다.

15일째

스킨십을
하세요

스킨십을 자주 하면 사랑이 돈독해진다는 이야기, 누구나 알고 있는 상식입니다. 부모가 많이 안아주고 많이 쓰다듬어주는 아기들은 스트레스를 덜 받습니다. 피부 세포는 뇌세포와 출발점이 같고 성질도 같습니다. 피부를 부드럽게 마사지해 주면 스르르 잠이 오는 것도 피부가 편안하면 뇌도 쉬게 되기 때문이지요. 또한 사랑받은 세포만이 암세포를 이겨낼 힘을 가집니다. 사랑받은 세포는 암세포가 쉽게 공격하지 못합니다.

스킨십을 자주 하는 사람이 그렇지 않은 사람보다 오래 살고 8배 정도 더 행복해한다고 합니다. 80~90살 부부 100명을 대상으로 조사한 결과 할아버지나 할머니 둘 중 한 명이 먼저 죽고 난 뒤 남은 배우자가 살아나갈 수 있는 확률은, 놀랍게도 할머니가 먼저 죽었을 때 할아버지가 1년 이내에 죽을 확률이 90퍼센트이지만, 할아버지가 먼저 죽은 경우 할머니가 5년 이상 생존할 확률은 90퍼센트였다고 합니다. 이는 할머니들은 누구하고도 스킨십을 자주 하고, 길을 물을 때도 손을 붙잡고 물어보기 때문이라고 해요. 스킨십이 중요하다는 것은 쥐 실험에서도 볼 수 있습니다. 매일 20분씩 3개월간 털을 빗어준 쥐들이 그렇지 않은 쥐들보다 뇌가 더 커졌다고 합니다.

노인 간호학 분야에서 유명한 캘리포니아대 아이린 번사이드 교수도 스킨십의 놀라운 효과를 증명한 사람입니다. 그는 자기가 가르치는 퇴행성 질환 노인들에게 수업중 어깨를 쓰다듬거나 손을 터치했고, 수업을 마치고 돌아갈 때는 두 손으로 노인들의 손을 꼭 그러쥐는 이른바 '인디언 악수'를 나눴다고 합니다.

스킨십이 늘어갈수록 노인들의 수업 태도는 달라졌습니다. 사람들과 관계도 좋아졌고, 환경에 적응하는 속도도 빨라졌습니다. 퇴행성 질환으로 인한 아픔을 잊고 행복한 감정을 느끼는 시간도 늘어났습니다. 스킨십으로 생긴 우호적 감정이 엔도르핀 같은 호르몬을 만들었기 때문입니다. 이런 호르몬들이 신진대사를 원활하게 해서 우리 몸에 좋은 화학 변화를 일으킨 거지요.

저를 찾아왔던 노부부 중에 이런 분이 계셨습니다. 아내는 78세로 파킨슨 환자이고, 82세 남편은 병을 얻은 아내를 8년째 지극정성으로 돌보고 있었는데요, 할아버지 없이는 한 걸음도 옮길 수 없는 할머니는 그래서 한순간도 할아버지와 떨어져본 적이 없다고 합니다.

하루에 4시간 이상 운동을 하지 않으면 다음날 여지없이 나무토막이 되어 몸을 돌리지도 못하던 그분은, 다행히 웃음 운동을 하고 나서부터 걷는 것도 목소리도 조금 나아졌다며 2년째 나오고 계셨습니다.

나무토막이 되어 몸이 꼼짝도 하지 않을 때 할아버지는 할머니의 온몸을 계속해서 주무른다고 합니다. 그러면서 한마디 덧붙입니다. 거북이나 자라의 목을 1톤 트럭으로 끌어내려 해도 안 빠지는데, 불 옆에 두어 따뜻해지면 자라가 목을 쑤욱 빼듯이, 파킨슨 환자의 몸도 마치 자라 목 같아서 비벼 주고 따뜻하게 해주면 부드러워지고 열린다는 것입니다.

눈을 뜨자마자 할머니 귀부터 1분 이상 비벼주고 입주위를 좌우, 아래위로도 비벼줍니다. 겨드랑이, 손목, 다리, 발가락까지 한 시간 이상 비비기를 하여 체온을 올린다고 하는데요, 이 이야기를 듣고 체온계 웃음을 떠올렸습니다. 귀를 마사지할 때, 할머니 귀에 체온계를 잰다고 생각하고 새끼손가락으로 귀 속에 자극을 주는 겁니다. 그리고 귀를 마사지할 때는 두 사람 모두 하하하 호호호 웃음소리를 내며 몸에 에너지를 만들어내는 거죠. 웃음은 수많은 근육을 사용하기 때문에 몸에 에너지가 생긴답니다.

입 주위를 마사지할 때도 구강으로 체온을 잰다 생각하고, 36.5도가 아닌 37도가 될 때까지 웃음소리와 함께 소리를 내면서 마사지를 합니다. 겨드랑이도 마찬가지예요. 두 손을 겨드랑이에 넣고 비비면서 더 크게 웃음을 유발시킵니다. 웃음은 호흡근을 강화하므로 파킨슨 환자들에게 발성뿐만 아니라 삼킴 장애와 호흡 곤란을 막는 데도 도움이 됩니다.

마지막으로 살짝 대거나 스치기만 해도 체온을 잴 수 있는 전자 체온계를 손에 쥐고 있다고 상상하고, 할아버지의 손이 닿으면 무조건 크게 웃으라고 알려드렸습니다. 두 분은 늘 웃으며 나타나 뭐라 말하기 어려운 감동을 주곤 했습니다.

스킨십이 질병을 직접적으로 낫게 하지는 못하지만, 의사소통을 강화하고 행복을 느낄 수 있도록 사람의 마음을 변화시키는 데는 분명 효과가 있습니다.

스킨십이 아무리 좋아도 상대방이 허락하지 않으면 할 수 없겠죠? 우선 사랑하는 가족부터 더 많이 안아봅시다. 하루 네 번 이상 안아주고 안겨보세요. 더 행복하고 건강하게 살고 싶다면 하루 여덟 번 이상 안아주고 안겨보세요. 작은 터치들도 수시로 합시다. 손을 맞잡거나 팔다리를 주물러주거나 어깨나 등을 쓸어주는 일들, 크게 힘들이지 않고도 세포를 건강하게 해주는 비타민입니다.

웃음 버튼

자주 쓰는 물건에 웃음 버튼을 붙여둡니다. 예를 들어 냉장고 손잡이에 웃음 버튼(스티커 같은 것으로 표시를 해둡니다)을 붙여두고, 그곳에 손이 닿을 때마다 의도적으로 크게 10초 이상 웃는 겁니다.

웃음 스위치라 하여 서로의 웃음보를 정하는 방법도 있습니다. 만약 남편의 웃음보가 귀에 있다고 한다면, 힘들어하거나 우울해 보일 때 그 부위를 장난스럽게 눌러주는 거예요. 이 웃음 스위치는 가족끼리 약속된 원칙에 따라 웃는 건데요. 스위치를 누르기만 하면 불이 들어오듯 웃음이 들어온다고 생각하면 됩니다. 스위치를 누르는 시간과 강도에 따라 웃음의 크기가 달라지고, 스위치를 자주 누르면 그만큼 웃음도 많아집니다.

비비기 웃음

먼저, 자기 이름에 '님'자를 붙이고, "○○○님, 비벼도 될까요?" 하고 물은 뒤 스스로 허락을 하고 "어머나~" 하며 먼저 감탄사를 냅니다. 비빌 때는 아픈 곳을 비빕니다. 무릎이 아플 때는 손바닥을 비빈 뒤 살며시 아픈 부위에 대고 비비면서 "지금은 아프지만, 무릎이 곧 좋아질 거야" 등의 말을 합니다.

다음은 옆 사람의 이름을 부르면서 "○○○님, 오늘은 제가 마음껏 비벼도 될까요?"라고 묻고 허락이 떨어지면 음악과 함께 몸을 비벼댑니다. 3초 정도 온몸으로 마음껏 비비기를 하고 자리에 앉습니다. 이런 즐거운 경험이 나를 변화시키는 큰 힘이 됩니다.

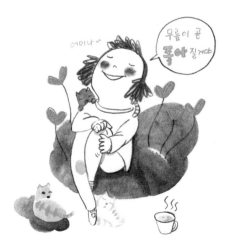

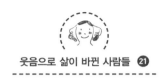

웃음은 피부 미인을 만든다

피부가 딱딱해지는 경피증을 8년간이나 앓았던 60세 여성이 처음 웃음치료교실에 왔을 때는 스스로 옷을 입거나 벗을 수도 없을 정도였다. 그러나 그녀는 웃음 치료 5개월째 되던 무렵부터 피부가 부드러워지면서 일상 생활이 가능해졌다. 또한 어둡던 얼굴 대신 천진난만한 어린아이의 웃음을 되찾았다. 인상도 얼마나 좋아졌는지 모른다. 그녀는 "인상이 풀리면서 딱딱해진 피부가 열리기 시작했다"고 말했다.

피부는 제2의 뇌세포라 부르기도 한다. 세포가 분화할 때 세포의 외배엽에서 유일하게 뇌신경 세포와 피부

세포가 생겨나는데, 이 때문에 생태학적으로 뇌와 피부는 성질이 같다고 볼 수 있다. 사랑을 하면 예뻐지는 이유가 바로 여기에 있으며, 이는 지극히 의학적이고 과학적인 사실이다. 실제 웃음을 통해 행복감을 느끼면 피부도 동시에 행복감을 느끼기 때문에 알레르기도 개선되고 피부도 촉촉해진다.

일본 쿄토 우니디카 중앙병원의 기마타 하지메 박사의 연구 발표에 따르면, 웃음에는 알레르기를 개선하는 효과도 있다고 한다. 알레르기 환자 26명에게 알레르기 유발 물질을 주사한 뒤 두 그룹으로 나누어 한 그룹은 코미디 영화를 보여주고, 다른 한 그룹은 다큐멘터리를 보여준 뒤 상태를 관찰한 결과, 코미디 영화를 본 환자들은 알레르기 증상이 줄어든 데 반하여 일반 다큐멘터리를 시청한 환자들에게서는 아무런 변화도 나타나지 않았다고 한다.

많이 웃고, 스킨십을 자주 하자. 뇌가 즐거워지고 피부도 꿀피부가 된다.

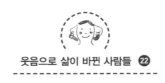
신경과 의사도 선택한 웃음

신경과 1년차 전공의의 병원 생활은 다른 과 의사에 비해 훨씬 바쁘고 힘들다. 블랙박스에 비유되는 우리의 뇌 영역을 진료하며 이상 반응을 나타내는 증상의 비밀을 밝혀내야 하는 신경과 의사는 의사 중의 의사라고 말하고 싶다. 그런 신경과 전공의 1년차 남자가 웃음 치료를 배우겠다고 1박2일 코스에 참여했다.

그는 외할머니께서 3년 전부터 치매와 파킨슨으로 고생하고 계시는데 웃음 치료로 도움을 주고 싶어 배우러 왔다고 했다. 의사로서 수많은 치료법과 약물을 알고 있을 텐데도 그 가운데 '웃음'을 선택한 것이다.

그러던 그를 2년 뒤 병원 식당 앞에서 만났다. 지금은 더 바쁜 연차지만, 시간적 여유가 생기면 웃음치료교실에 자주 참석하겠노라 했다. 그러더니 어느 날 정말 찾아와서는 암환자들을 대상으로 한 웃음치료교실에서 웃음의 효과에 대해 이야기를 들려주었다.

　　"저는 2년간 외할머니께 지금 여러분이 하고 계시는 것처럼 웃음 치료를 해드렸습니다. 하루도 빠짐없이 전화로라도 웃음 치료를 했어요. 세월이 흘러 돌아가시게 되었는데, 다른 손자들의 이름은 다 잊었지만 돌아가시는 그날까지 제 이름은 잊지 않고 불러주셨습니다. 웃음은 뇌세포를 자극하고 마음을 편안하게 해줄 뿐 아니라, 현재의 건강 상태를 유지하는 데에도 큰 도움이 됩니다. 아무쪼록 웃음은 여러분에게 조금도, 아주 조금도 해를 주지 않는 귀한 약입니다."

　　병원 치료와 함께 웃음치료교실에 와서 마음껏 웃고 또 집에 가서도 웃음을 유지한다면 오래오래 건강하게 살 수 있을 거라며 웃음치료교실에 참여한 모두에게 희망과 용기를 전해주었다.

16일째

욕심 대신
호가심을 키워요

캘리포니아에서 있었던 일이라고 합니다. 한 젊은 여인이 난관에서 뛰어내리려고 할 때 이를 본 남자가 죽을힘을 다해 뛰어가 그녀를 끌어안았대요. 다행히 둘 다 물로 떨어져서 살았는데, 떨어지면서 여자의 핸드백이 열려 그 안에 있던 돈 다발도 함께 떨어졌다고 합니다. 돈 다발을 본 남자는 여자를 버리고 돈만 들고 도망을 갔고, 그는 얼마 가지 못해 경찰에 붙잡혔답니다.

사람을 살리겠다는 그 첫 마음만 그대로 유지했다면 이런 불상사는 없었겠지요. 욕심이란 놈은 언제 이렇게 불쑥 튀어나올지 모르는데, 욕심은 욕심을 낳고, 근심은 근심을 낳게 마련이지요. 웃음은 웃음을 낳고 말예요. 잠시만이라도 웃어보세요. 웃을 때는 욕심이 없어집니다. 만족을 느끼게 하는 웃음에는 분명 욕심을 잠재우는 호르몬이 존재하는 것 같습니다.

우리 몸과 마음 구석구석을 욕심 대신 호기심으로 가득 채워보는 건 어떨까요? 사람의 모든 장기는 나이가 들면 노쇠하지만, 뇌 기능은 죽는 순간까지도 계속 성장할 수 있다고 합니다. 뇌 기능은 운동, 대사, 성 기능 등과 마찬가지로 가장 오랫동안 유지되는데요, 한 가지 재미있는 실험 결과가 있어요. 1년간 쥐들을 관찰한 실험인데요, 호기심을 자극하는 장난감을 준 쥐의 무리와 아무런 자극도 주지 않은 쥐의 무리가 있었습니다. 1년이 지난 뒤 쥐의 뇌 무게를 살펴보니 자극이 있었던 쥐들의 뇌 무게가 그렇지 않은 쥐들에 비해 무려 10퍼센트나 무겁게 나타났다고 합니다.

호기심이란 새롭고 신기한 것을 좋아하고, 모르는 것을 알고 싶어 하는 마음이지요? 그 호기심이 여러분의 뇌를 활성화합니다. 여러분은 호기심을 가지고 하루를 시작하시나요? '오늘은 어떤 일들이 나에게 올까? 누구를 만나게 될까? 어떤 것을 배우게 될까? 어떤 재밌는 사건이 벌어질까?' 이런 생각들로 하루를 시작할 수 있다면 하루하루가 늘 새롭고 재미있게 느껴질 겁니다.

삶은 해결해야 할 문제가 아니라 경험해야 할 신비라는 말이 있지요. 나에게 다가오는 모든 상황 상황들도 헤쳐나아 가야 할 숙제나 문제로 보지 말고 새로운 경험으로 맞이한다면 몸도 마음도 훨씬 가볍고 상황을 더 긍정적으로 맞이할 수 있을 겁니다.

저는 원래 새로운 것을 파고드는 성격이 아니었답니다. 그런데 웃음 치료를 접하고 나서 엉뚱한 호기심을 갖게 되었고, 그 호기심이 조금이라도 충족되는 날에는 펄쩍펄쩍 뛰고 싶을 만큼 기분이 좋아지는 단계에까지 이르게 되었습니다. 웃다 보니 세상의 모든 것이 웃음 도구로 보이고요.

몸의 근육만 키울 것이 아니라 행복의 근육, 웃음의 근육, 긍정의 근육도 키워가야 하지 않을까요? 그런 행복과 웃음과 긍정의 근육을 키우는 데 좋은 재료가 바로 삶에 대한 호기심입니다.

마술거울 웃음

서로 마주보고 앉습니다. 한 사람이 마술 거울이 되고, 다른 한 사람은 거울 앞에 선 사람이 됩니다. 거울 역을 맡은 사람이 두 손을

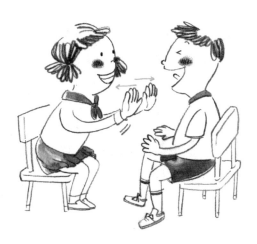

모아 앞에 있는 사람의 얼굴을 비춰주는 시늉을 합니다. 이때 앞에 앉은 사람은 거울이 점점 얼굴 가까이 다가가면 웃음소리를 작게, 거울이 점점 멀어지면 그에 맞춰 크게 웃습니다. 거울이 가까워졌다가 멀어지기를 계속하면 앞사람의 웃음소리도 커졌다 작았다 하며 리드미컬하게 됩니다.

QR코드를 찍으면
마술거울 웃음 동영상을 볼 수 있습니다.

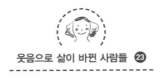
항암제보다 더 강력한 웃음

암이 주는 가장 큰 고통은 절망감일 것이다. 오래전 간담도암 4기 진단을 받은 여성이 있었다. 오진일지도 모른다는 생각에 다시 큰 병원을 찾았다. 그러나 진단 결과는 똑같았다. 수술을 받아도 별 차도가 없을 거라는 말까지 들었다.

아직 할 일이, 하고 싶은 일이 태산 같은 나이였다. 지푸라기라도 잡는 심정으로 수술을 받기로 했다. 그러나 역시 차도가 거의 없었다. 수차례 방사선 치료에 항암 주사를 맞으면서, 이러다가 암보다 치료 때문에 먼저 지쳐 죽겠다는 생각이 들었다.

그녀는 항암제 치료를 포기하기로 마음먹었다. "어차피 죽을 거, 사는 날까지 맛있는 음식 먹고 재미있게 놀면서 마음껏 웃다 가자"고 생각하자 그녀는 오히려 마음이 편해졌다. 웃음치료교실을 찾아 웃기 시작하면서 기분이 좋아졌고, 항암제를 맞지 않으니 입맛도 되살아났다. 내친김에 그녀는 웃음 치료를 더 열심히 배워 강사로까지 나섰다. 각종 특강에 나가 웃음 치료를 거들고 사람들과 웃음을 나눴다.

그 덕분일까, 1년도 채 안 돼 다시 검사를 받은 결과, 암세포가 전혀 보이지 않았다. 기적이라고밖에는 할 수 없었다. 유명한 전문의도, 강력한 항암제도 못한 일을 그녀 스스로가 웃음으로 해낸 것이다.

17일째

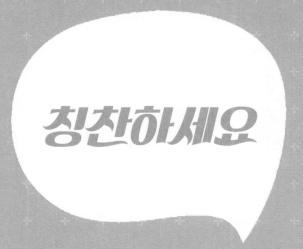

칭찬하세요

저는 강의중에 "칭찬을 받은 아이만이 자신의 꿈을 이룰 수 있다"는 애길 자주 합니다.

"민병철!" 하면 우리는 영어를 떠올리게 되는데, 왠지 그분은 처음부터 영어를 잘했을 거라 생각하기 쉽지요. 그런데 어느 날 그분의 강의를 들으면서 새로운 사실을 알게 되었습니다. 그분이 중학교 시절 절친한 친구가 있었는데, 그 친구는 군부대 통역관인 아버지로부터 영어를 배워서 시험을 칠 때마다 매번 만점을 받았다고 합니다. 그러나 친구의 영어 발음을 들은 아버지는 발음이 마음에 들지 않아 종종 발음이 그게 뭐냐고 꾸중을 했다고 합니다. 꾸중을 듣고 자란 그 친구는 차츰차츰

영어에 자신감을 잃어갔다고 해요.

반대로 본인은 정말 영어를 잘하지 못했지만 그의 어머니께서는 언제나 "그 어려운 말을 어떻게 그렇게 잘하느냐?"고 칭찬을 해주셨다 합니다. 계속해서 그런 이야기를 들으니 본인도 정말 잘한다고 믿게 되었고, 더 열심히 재미있게 공부하게 되었다는 겁니다.

칭찬을 듣고 자란 사람은 잘할 수 있다는 자신감을 갖게 되지만, 잘하던 사람도 자꾸 꾸중을 들으면 자신감을 잃어 점점 못하게 되는 경우가 많습니다.

학생들 중에 공부 못하고 싶어 하는 학생이 없듯이, 병원에 온 환자들도 아프고 싶어 아픈 사람은 한 사람도 없습니다. 하지만 병원에 오래 다닌 사람들은 한 가지 새로운 심리적 변화를 겪게 되는데요, 고시에 매년 떨어진 사람들이 식구들에게 미안해하는 것처럼 환자들도 가족이 너무 힘들어할까봐 나중에는 아파도 아프다고 말하지 못하고, 나아가서는 자책을 하게 된다고 합니다.

앞서 말한 대로 자기 공감, 자기 칭찬이 무척 중요합

니다만, 그것이 어려운 사람들에게는 가족이나 주변 분들이 칭찬을 많이 해주는 게 중요합니다. 자, 스스로에게 그리고 서로에게 칭찬을 듬뿍듬뿍 해줍시다. 힘든 병을 잘 이겨내고 있어서 고맙다고, 오늘 주사 잘 맞아줘서 고맙다고, 수술 잘 이겨내 주어 대단하다고, 입맛이 없을 텐데도 밥을 반 그릇이나 먹었으니 잘했다고, 웃음 잃지 않아서 좋다고…… 사실 칭찬할 거리들은 찾기 시작하면 한도 끝도 없습니다.

칭찬할 거리가 많아지면 감사도 많아지지요. 반대로 감사가 많아지면 칭찬도 덩달아 늘어나고요. "칭찬은 고래도 춤추게 한다"는 말이 유행한 이후, "칭찬은 멧돼지도 나무에 오르게 한다" "칭찬은 네 발 달린 짐승도 두 발로 뛰게 한다"는 식으로 칭찬 효과를 재밌게 표현하는 이야기들이 많이 나오기도 했는데요, 어쨌거나 웃음과 함께 칭찬을 하다 보면 칭찬에 인색했던 분들도 칭찬하기가 그리 어렵지 않게 됩니다. 받아주기도 어렵지 않고요.

칭찬하기 웃음, 같이 한번 배워볼까요?

칭찬 웃음

칭찬 웃음에는 이토스 칭찬 기법과 파토스 칭찬 기법, 로고스 칭찬 기법이 있습니다.

이토스 칭찬 기법은 상대방의 말을 그대로 한 번 반복해 주는 것으로, 사람들은 누군가가 내 말을 다시 한 번 확인해 줄 때 기분이 좋다고 합니다. 내 말에 귀 기울여줄 때 존중받는 느낌이 들기 때문이지요.

"○○님, 오늘 참 멋있어 보이십니다"라고 칭찬을 들었을 때 칭찬해 준 사람의 말의 핵심을 붙잡고 "제가 참 멋있어 보인다구요? 어머나~ 당신은 오늘 피부가 전지현보다 더 좋아 보여요"라고 좀 더 구체적으로 칭찬을 되돌려주는 기법입니다.

두 번째 파토스 칭찬 웃음은 자기 자랑을 할 수 있는, 즉 자존감을 높일 수 있는 최고의 웃음 기법으로, 아무리 자랑을 해도 듣기 싫지 않은 참 기분 좋은 웃음 기법입니다.

"선배님, 제가 선배님 좋아하는 거 아시죠?" 하고 상대방이 말하면, 그 말을 들은 사람이 "그럼. 내가 밥도 잘 사주지. 웃음소리도 화통하지. 아들 딸 건강하게 낳았지……" 등등 자기 자랑을 하는 것입니다. 이때 자기 칭찬을 하면서 자신의 장점을 더 많이 발견하게 됩니다.

마지막으로 로고스 칭찬 웃음은 한 사람을 세워놓고, 여러 사람

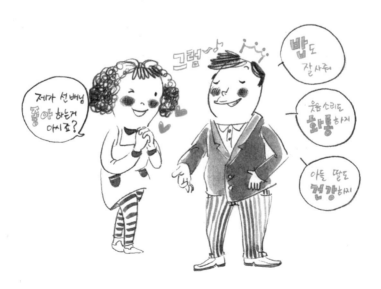

이 한 가지씩 칭찬을 하는 방법입니다. 처음 보는 사람은 첫인상을 가지고 말해도 좋고, 알고 지냈던 사람이라면 그의 재능이나 마음 씨 등을 칭찬해도 좋습니다. 의외로 한꺼번에 받아보는 칭찬은 때로는 희열을 느끼게 하면서 참 멋진 웃음을 만들어냅니다.

나든 다른 사람이든 칭찬할 때는 가시가 돋지 않게 따뜻한 마음으로 칭찬하는 것이 중요합니다.

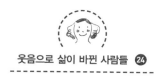
칭찬 웃음으로 살아난 아버지

내 아버지는 대장암 말기 판정을 받은 뒤로 옆구리에
인공 항문을 달고 사셨다. 나중엔 폐로 전이가 되어 왼
쪽 폐 절반을 잘라내야 했다. 그 와중에 다행히도 웃음
치료를 만나게 되셨고, 다른 환자분과 웃음 친구가 되
어 저녁마다 5분씩 전화로 웃음 보약을 다려 서로 주고
받았다. 아버지의 웃음소리가 서서히 커짐과 동시에 아
버지의 폐도 점점 건강해져 갔다. 그러나 애석하게도 그
친구분이 새로운 임상약인 항암제 투여를 받으면서 더
이상 웃음을 나눌 수 없게 되었다. 아버지 역시 웃음 친
구를 잃고는 더 이상 웃지 않으셨다.

그러던 어느 날 아버지가 "내가 엎드리면 숨이 차다"고 하시더니 이틀 만에 응급실로 실려 오셨다. 웃음을 잃어버린 지난 3년간, 아버지의 암세포는 폐를 타고 전이가 되어 심장을 싸고 있는 막까지 뚫고 들어온 거였다. 이미 전이가 너무 심해 우리 가족은 돌아가실 때까지 숨이 차는 것만 방지하자는 쪽으로 의견을 모았다.

그러다 내가 직접 아버지의 웃음 치료를 해야겠다는 생각에 전화를 드렸더니, "너나 많이 웃고 건강해라"라고 하실 뿐이었다. 아버지를 설득한 지 보름째 되던 날도 아버지는 "지금 밥 들어온다" 하며 피하려 하셨다. 그때 "아버지, 밥이 들어온다, 아하하하! 하고 한 번만 웃어보세요"라고 말씀드렸다. 그랬더니 놀랍게도 작은 목소리로 "밥이 들어온다, 아하하하!" 하시는 게 아닌가? 이렇게 어설프게 터진 웃음으로 아버지의 웃음은 다시 시작되었다.

나는 매일 저녁이 되면 아버지께 전화로 칭찬 웃음을 전해드렸다. "암을 이기신 우리 아버지 정말 대단하십니다. 마음에 드시면 크게 웃으시면 됩니다. 아하하하!" "아버지는 하동군 옥종면에서 제일 잘생긴 것 아시죠? 아하하하." "딸을 여섯이나 낳았으니 대단하십니다."

나중엔 우리 남매들 모두 아버지의 칭찬거리를 찾아 매일 아버지와 칭찬 웃음을 나누었다. 그러면서 우리는 아버지의 삶이 무척 아름답고 훌륭하다는 것을 깨닫게 되었고, 아버지는 그동안의 삶이 헛되지 않았음을 느끼면서 삶에 대한 용기를 얻으셨다.

그 후론 아버지께서 자신을 칭찬하면서 웃곤 하셨다.

"나는 남에게 싫은 소리 안 하고 살았다, 아하하하!"

"나는 남 원망하지 않고 살았다, 아하하하!"

"나는 개구리나 물고기 함부로 잡아먹은 적도 없다!"

웃음 치료 이후 아버지는 매우 긍정적으로 바뀌었고, 삶에 대한 자신감도 얻었다. 한숨소리와 신음소리가 사라졌음은 물론이다. 암에 걸린 뒤 더욱 많은 웃음을 찾고 "웃음의 힘이 암보다 더 센가 보다" 하시던 우리 아버지, 전화할 때마다 먼저 "오늘도 큰소리로 많이 웃었다"는 말씀을 빠뜨리지 않으셨다.

18일째

자신에게
공감해 주세요

얼마 전 웃음 치료를 하고 대구에서 KTX를 타고 오는 중에 옆에 앉은 78세 할아버지와 이야기를 나누게 되었습니다. 그분은 노인이 되면 가장 외롭고 힘든 것이 무슨 말이라도 꺼내려 하면 사람들이 슬슬 피하며 사람이 아닌 듯이 취급하는 것이라는 얘기를 하셨습니다. 밝은 대낮의 외로움이 밤의 외로움보다 백 배 천 배 더 무섭다며, 이렇게라도 옆에 앉아 이야기를 들어주니 고맙다고 하셨지요.

"젊었을 때는 친구 귀한 줄 모르고 살았지! 그런데 순식간에 그 많던 친구들 죽고 연락할 친구 하나 없는 것이 노년의 삶이오. 돈보다 함께 웃어줄 벗이 있는 게 가장 큰 재산이더군요."

자신의 이야기를 들어주는 사람이 있고 자기와 진정으로 소통된다고 느낄 때 우리는 아주 큰 행복감을 느낍니다. 아무리 가진 게 많아도 내 이야기 한마디 들어줄 사람이 없으면 그게 어디 사는 것이냐는 그분 말씀처럼 우리는 누군가와 공감하고 소통하기를 간절히 원합니다.

저는 그분의 이야기에 백 번 공감했습니다. 그런데 동시에 내가 나에게 먼저 공감해 주고 내 이야기에 내가 먼저 귀 기울여주는 일도 필요하지 않을까 생각이 들었습니다. 우리는 누구나 있는 그대로 사랑받을 만한 존재라는 걸 잘 알고 있음에도, 사랑한다고, 괜찮다고, 잘하고 있다고, 힘내라고 얘기해 주기보다는 "내가 하는 일이 항상 그렇지 뭐. 내가 뭐라고. 내 이럴 줄 알았어. 난 안 돼" 하는 말들로 더 많은 상처를 주고 스스로를 소외시키며 외롭게 만들고 있지는 않나요? 어쩌면 내가 나를 믿고 지지해 주지 못해 나답게 살아가지 못하고, 그래서 웃음도 잃고 병이 생기는 건 아닌가요?

저는 웃음치료교실에서 서로 칭찬과 함께 공감을 주고받게 할 뿐 아니라 자기 자신에게 공감해 주는 법을 익히게 합니다. 그리고 자기 자신을 마음껏 자랑하게 하고 자신의 장점을 발견하게도 합니다. 장점은 장점대로, 단점은 단점대로 온전히 받아들이는 일부터 시작하는 것이 자기 공감의 첫걸음일 것입니다. 그리고 대화를 통해 자기 안에 있는 내면 아이의 성장을 도와주는 것, 그것이 바로 치유이며 남들의 공감보다 먼저 필요한 일이 아닐까 생각됩니다.

넌 내꺼~ 난 네꺼~

양손의 둘째손가락으로 사랑의 웃음총을 만듭니다. 상대방을 향해
손가락으로 방아쇠를 당겨 총 쏘는 시늉을 하며, 혀로 딱~ 소리를
내고 "넌 내꺼~" 하고 말을 합니다. 그 총에 맞은 상대방이 "난 네
꺼~"라고 사랑의 웃음총을 함께 쏴주면 서로 마주보고 10초간 박
장대소합니다. 총을 쏠 때는 서로 눈을 바라봅니다.

　여럿이 있을 때는 한 사람이 일어나서 음악에 맞추어 누군가를
찾아다니다가 음악이 멈추는 순간 마음에 둔 사람에게 가서 "넌
내꺼~" "난 네꺼~" 하고 난 뒤 두 사람이 마주보고 앉거나 일어
서서 박장대소를 하면 재미있습니다.

　만약 어떤 사람이 나를 향해 사랑의 방아쇠를 당겼지만 마음에

들지 않으면 "난~ 얘꺼" 하면서 다른 사람을 향해 쏩니다. 그러면 짝을 찾지 못한 그 사람은 또 한 번 마음에 드는 사람을 향해 찾아 다녀야 합니다.

눈길과 손길 그리고 마음길이 열리는 아름다운 사랑의 웃음총을 쏘아보세요. 이보다 더 아름다운 소통이 또 있을까요?

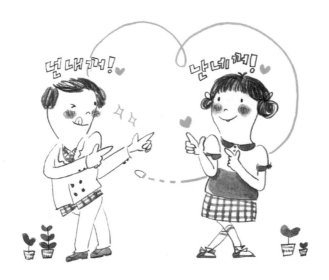

 QR코드를 찍으면
넌 내꺼~ 난 네꺼~ **동영상을 볼 수 있습니다.**

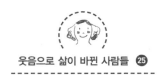
웃음과 닮은 눈물

폐암 말기인 아버지와 그의 대학생 아들이 웃음치료교
실을 찾아왔다. 늘 찡그리고 있는 아버지만이 아니라
젊은 아들의 얼굴도 고통에 물들어 있었다. 그 부자는
웃지도 않았을 뿐 아니라 거의 대화도 없었다. 둘만 따
로 남게 하여 그동안 가장 하고 싶었던 말을 한번 해보
라고 했더니 아들이 힘겹게 입을 열었다. "아버지, 힘들
지만 한번 웃어보세요. 항암 치료로 갈수록 더 지칠 텐
데, 그 전에 아버지의 웃는 얼굴을 기억하고 싶어요."

　간절한 아들의 목소리에 아버지가 따뜻한 미소를 보
냈다. 그 순간 아들이 아버지를 와락 껴안았다.

　"아버지, 사랑합니다."

그 한마디는 얼었던 마음을 사랑으로 녹여내는 기적과도 같은 것이었다. 아들의 눈에서는 눈물이 흘러내렸고, 아들로부터 처음으로 사랑한다는 말을 들은 아버지도 눈물을 흘렸다. 훌쩍 커버린 아들의 품에 안긴 채 아버지는 한참을 울었다. 얼마나 울었을까, 들어올 때만 해도 그늘로 가득했던 두 사람 얼굴이 말갛게 개어 있었다.

때론 웃음보다 눈물이 더 효과적일 때가 있다. 나는 그렇게 맑아진 얼굴을 보면서 병세가 호전될 수 있겠다는 느낌을 받았다. 그 후로 두 부자는 웃음치료교실을 정기적으로 찾았고, 낯빛은 더 이상 탁하거나 우울하지 않다. 힘들게 투병을 계속하고는 있지만, 이제는 병을 대하는 태도가 완전히 바뀌어 있다는 것을 얼굴빛에서 충분히 느낄 수 있었다.

삶이 버겁고 불행하게 느껴질수록 웃자. 나이가 들수록 웃자. 웃기 시작하면 모든 것이 달라진다. 닫혀 있던 마음이 열리고, 자기도 모르게 모든 것이 사랑스러워진다. 거기에서 기적이 시작된다.

19일째

용서하세요

사람들은 웃고 나면 감사하는 마음이 들면서 저절로 용서가 된다고 말합니다. 이것이 웃음이 가져다준 또 하나의 고귀한 선물이 아닐까요?

이런 일이 있었습니다. 병원 병실에 들어가면 6인용 병실은 물론 비좁은 2인용 병실에서도 두 사람 사이엔 누런 커튼이 무겁게 둘을 갈라놓고 있습니다. 옆 사람이 숨이 넘어가도 우리만 괜찮으면 그만이라고 생각하는지 별로 신경을 쓰지 않는 경우도 많습니다. 한 공간에서 24시간을 붙어 지내다 보니 이런저런 의견 차이도 생기고 사소한 다툼이 일 때도 있습니다. 그러면서 원망하고 미워하는 마음도 생기지요. 장기 환자들은 물론 보호자끼리도 싸움이 일어나기 십상입니다.

그런 분위기 속에서 병동 환자와 보호자들을 모두 모아놓고 한바탕 웃음 치료를 한 적이 있었습니다. 모두 모여 얼굴을 맞대고 자연스럽게 스킨십이 이루어지게 하니 나중에 놀라운 변화가 일어났습니다. 6인용 병실도, 2인용 병실도 모두 커튼을 열어두고 생활하는 것이었습니다. 커튼이 열렸다는 것은 서로의 마음이 열렸다는 것이겠지요? 그간의 서운했던 점이나 미워했던 것들 다 용서하겠다는 의지의 표현일 것입니다.

사실 한 병실을 쓰는 사람들과는 그 기간만 지나고 나면 안 만날 수도 있으니 큰 마음을 내지 않아도 용서하기가 쉬울 수 있습니다. 쌓인 앙금이나 미움도 크지 않을 확률이 높고요. 하지만 오랜 시간 함께해 온 가족이나 친구, 친척들과의 관계에서 쌓인 미움이나 서운함은 잘 용서되지 않는 경우가 많지요. 무엇보다 자기 스스로를 용서하지 못해 괴로워하는 사람들도 많습니다.

혜민 스님의 글에 보면 "그를 용서하세요, 그를 위해서가 아니라 나를 위해서…… 내가 살려면 그래야 하니까, 그를 잊고 내 삶을 살아야 하니까, 나도 행복할 권리가 있으니까 그를 용서하세요"라는 글귀가 있습니다.

우리는 나에게 있는 것만을 남에게 줄 수 있습니다. 다른 사람에게 화를 낸다는 건 화가 내 안에 있어야 한다는 말입니다. 내 안에 불덩이를 두고 있는 거지요. 그것이 병이 됩니다. 나를 위해서 그 불덩이를 내려놓는 일, 그렇게 해달라고 기도하는 일, 그러기 위해서 실컷 우는 일, 내가 나를 위해 먼저 울어주는 일이 필요할 것입니다. 자기 공감이 그래서 또한 필요한 일이고요. 억지로 용서하려고 하지 말고, 우선은 자신을 위해 많이 울어주고 또 많이 웃어주세요. 그러면 자연스럽게 마음의 커튼이 조금씩 열릴 것입니다.

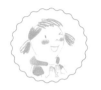

가면 벗기기 웃음

아이들처럼 해맑은 웃음, 순수한 웃음, 천진난만한 웃음을 갖지 못
하는 이유는 바로 나를 덮어 싸고 있는 페르소나, 즉 사회적 체면
때문이기 쉽습니다. 지금 이 순간 얼굴에 짝 달라붙어 있는 체면의
가면을 두 손으로 벗겨내는 겁니다. 탈을 벗겨내는 것처럼 손으로
벗기면서 큰소리로 웃습니다. 석
고상을 떼어내듯, 얼굴 팩을 떼어
내듯, 랩을 벗겨내듯 천천히 벗겨
서 버리고, 또 서로의 가면도 벗겨
줍니다.

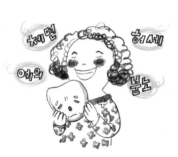

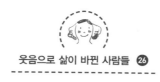

웃기 시작하니 삶도 달라 보여요

경동시장 길목에서 약 45년간 채소와 과일을 파는 아주머니가 계셨다. 하루는 느닷없이 하루도 쉬지 않고 일만 했던 지난날이 한스럽고 억울해지더란다. 아이들 키울 때는 아이들 크는 재미로 살았는데 아이들 시집장가 보내고 나니 빈 광주리에 덩그러니 앉은 늙은 호박 같은 느낌이 들었다고 했다.

어린 나이에 가난한 집으로 시집을 와서 아이들 챙길 틈도 없이 밤낮으로 일만 하다 보니 아이들이 자랄 때 함께해 주지 못한 것도 속상하고, 남편도 세상을 떠난 지 오래인데 함께했던 추억 하나 남은 게 없다는 것이다.

남편 떠나고 30년 동안도 먹고사는 일에 바빠 얼굴에 웃음을 피워본 적이 없다고 하셨다. 뭘 봐도 재미가 없고, 그러다 보니 뭐가 좋고 싫은지도 못 느낀 채 30년을 보내고 보니 바보 멍청이가 된 기분이라며 사는 게 사는 것이 아니라 했다.

그래도 다행히 누군가의 도움으로 웃음 치료를 알게되어 매주 한 번씩 찾아와 웃기 시작했다. 이렇게 얼마나 시간이 지났을까? 입을 조금씩 열기 시작하더니 웃음소리까지 새어나오기 시작했다. 자기 자신도 놀라는 기색이었다. 이렇게 1년이라는 시간이 지났고 다시 한해가 시작된 어느 웃음 치료 시간에 본인이 한마디 소감을 말하고 싶다 했다.

"나, 보시다시피 아직도 얼굴이 활짝 열리지 않았지만, 웃고 나서 세상살이가 재미없는 것이 아님을 알았고, 지금은 사위하고도 웃음을 주고받을 만큼 변했습니다. 남편 떠나고 30년간 일만 하느라 웃어본 적이 없어 억울했는데, 요즘 웃고 나서부터는 그렇게 열심히 살아온 세월도 내 운명이려니 하고 받아들이게 되었고, 그러자니 일거리로만 보이던 과일도 채소도 고맙기만 합니다.

내게 있어 웃음이란 또 다른 웃을 거리를 찾아주는 풍성한 과일 바구니 같아요. 내 손에 의해 비닐봉지에 담기는 과일이 누구 입에 들어가는지는 모르지만, 그 사람이 과일을 먹으면서 행복하게 웃기를 바라게도 되고, 또 누구는 이 없는 시어머니께 과일을 깎아드리면서 도란도란 이야기를 나눌 수도 있겠구나 생각하면 지난 세월을 보상받는 느낌마저 듭니다. 웃음 치료를 만나고 나서 아무 생각 없이 살아온 날들을 가만히 되짚어보게 되는데, 돌아보니 참 고맙고 좋은 일들도 많았던 것 같아요."

앞으로도 빠지지 않고 웃음치료교실에 나오겠다고 말씀하시는 아주머니의 얼굴은 그 어느 때보다 환하게 빛났다.

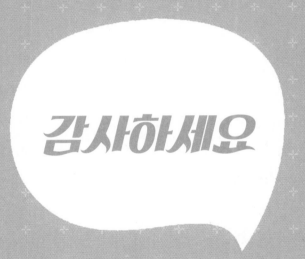

《행복하기란 얼마나 쉬운가》라는 제목의 책이 있습니다. 이 제목 밑에 한 줄 이런 말을 덧붙일 수 있겠지요. "불행하기란 또 얼마나 쉬운가"라고요. 똑같은 상황에 대해 우리는 어떤 식으로 대처하고 반응하는지에 따라, 또 벌어진 일에 대해 어떻게 해석하느냐에 따라 행복하다고 느낄 수도 불행하다고 느낄 수도 있습니다. 어려운 상황이지만 뭔가를 배울 수 있는 좋은 기회였다고 여길 수도 있고 재수가 없다고 여길 수도 있지요.

어떤 병이 나에게 찾아왔을 때도 그것을 지금까지의 삶의 방식에 문제가 있었다고 알려주는 신호이자 선물로 받아들이는 사람이 있는 반면, "왜 나에게 이런 일이?" 혹은 "내가 전생에 무슨 죄를 지어서?" 하며 억울해하고 끝내 부정하려는 사람이 있습니다.

언젠가 텔레비전에서 이지선이라는 사람이 이야기하는 걸 들은 적이 있습니다. 교통사고로 온몸에 엄청난 화상을 입은 그녀와 그녀를 돌보던 가족은 정말 최강 긍정의 사람들이었습니다. 죽고 싶다고 생각한 적도 많았겠지만, 그녀는 그래도 걸을 수 있다는 것, 볼 수 있다는 것, 말할 수 있다는 것에 감사했고, 병실에 누워 엄마와 함께 하루하루 감사할 거리를 찾았다고 합니다.

손가락을 절단했을 때는 절단하지 않은 손가락이 남아 있음을, 밥을 먹을 수 있게 되었을 때는 그 사실을, 팔을 구부릴 수 있게 되었을 때는 또 그 사실을 그렇게 매일 하나씩 감사할 거리를 찾아내기 시작했다고 합니다.

혹시 사고가 나기 전으로 돌아가고 싶지 않느냐는 질문에 과거의 얼굴을 돌려주신다면 거부할 이유는 없지만, 고통 속에서 배운 삶의 진리나 비밀들을 다 잊은 채로 그 얼굴만 되찾는 거라면 굳이 그러고 싶지 않다고 말해 또 한 번 제게 신선한 놀라움을 안겨줬습니다.

웃음 치료에 오신 환자분들도 어김없이 마지막으로 쏟아내는 웃음이 있으니 바로 감사함에서 나오는 웃음입니다. 이렇게 살아있어 가족의 웃음소리를 들을 수 있으니 감사하고, 보고 싶은 사람들을 볼 수 있어 감사하고, 한 번도 내 심장이 멈추지 않고 뛰어주어 감사하고, 비록 간에 암이 생겼지만 폐가 건강하니 감사하고, 비록 암환자지만 응급실에 실려 올 만큼 아프지 않아서 감사하고, 아직까지 죽지 않고 살아서 웃을 수 있으니 감사하고…… 아하하하~ 연이어 감사와 웃음이 쏟아집니다.

세상에 이렇게 감사할 일이 많았다니 하며 우리는 새삼 놀라곤 합니다. 엄청나게 큰 그 무엇 때문에 감사한 것이 아니라, 웃음을 머금고 생각하면 감사하지 않을 일이 하나도 없지요. 그리고 감사하게 되면 마음에 미움이 생기지 않으니 관계에도, 정신 건강에도 좋습니다.

제가 만난 한 여성은 장이 막혀서 음식을 먹지 못한 지 6개월이 다 되어갔고, 몸무게가 29킬로그램밖에 나

가지 않는 상태였습니다. 그녀는 결혼 전에 암 진단을 받았는데도 남편이 결혼하자 하여 2년을 살았고, 갓난 아이도 있었습니다.

"밤새도록 간호하다 잠시 입 벌리고 자는 저 남자가 내 남편이에요. 저 남자와 아이를 두고 떠나야 하는 마음이 얼마나 힘든지 모릅니다."

잠시 쉬었다 말을 이어갑니다. 더 이상 치료 방법이 없어 하루하루 본인의 힘으로 버텨야 하는 상황은 너무나 힘들지만, 나머지는 모두 감사하다는 겁니다. 원치 않더라도 언젠가는 다가올 일인데 원망보다는 고맙다, 사랑한다, 감사한다는 말만 남기고 싶다고 합니다.

우리 안에는 언제나 긍정적인 마음 50퍼센트와 부정적인 마음 50퍼센트가 함께 있습니다. 이때 어렵지 않게 '초' 한 방울을 긍정 쪽에 떨어뜨려 보세요. 그렇게 되면 내 마음은 어떻게 될까요? 바로 초긍정이 됩니다. 웃음 한 방울 떨어뜨려 보면 웃음 긍정이 되고요. 그럴 때 감사할 것들이 더 많이 눈에 띄게 될 거예요.

자기 암시 웃음

자신이 날마다 모든 면에서 점점 더 좋아질 것이라는 자기에 대한
소망을 주문을 걸듯 말하면서 웃는 웃음입니다.

　1. 쇄골에서 약 7.5cm, 흉골에서 약 7.5cm 떨어진 양쪽 가슴 위
를 문지르면서 "나는 점점 더 젊어지고 있다. 오예!"라고 외칩니다.
　2. 한쪽 손의 손날 윗부분(새끼손가락이 시작되기 전 지점)을 다른
손의 검지와 중지로 톡, 톡, 톡 치면서 "나는 점점 더 건강해지고
있다. 오예!"라고 외칩니다.
　3. 정수리 부위를 양손으로 올리고 톡, 톡, 톡 치면서 "나는 완
치할 수 있다. 오예!"라고 외칩니다.

4. 눈썹 첫 지점을 톡, 톡 두드리면서 "나는 점점 더 영리해지고 있다. 오예!"라고 외칩니다.

5. 눈가의 까마귀발 주름을 톡, 톡 치면서 "나는 점점 예뻐지고 있다. 오예!"라고 외칩니다.

6. 눈 밑을 톡, 톡, 톡 치면서 "나는 점점 살맛이 난다. 오예!"라고 외칩니다.

7. 인중과 턱 사이를 톡, 톡 치면서 "나는 입맛이 좋아지고 있다. 오예!"라고 외칩니다.

8. 양쪽 쇄골을 톡, 톡, 톡 터치함과 동시에 "그래, 그럴 수도 있지!"라고 외칩니다.

9. 양쪽 겨드랑이 5번째 갈비뼈 사이를 손가락 끝으로 톡, 톡, 톡 치면서 "어머~ 뱃살이 빠졌네. 오예!"라고 외칩니다.

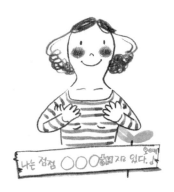

나는 점점 ○○○ 해지고 있다.♪

10. 끝으로 다섯 번째 손가락과 네 번째 손가락 사이를 톡, 톡, 톡 치면서 "어머~ 올 가을엔 애인이 생길 것 같네. 오예!"라고 외치면서 즐거운 자기 암시를 합니다.

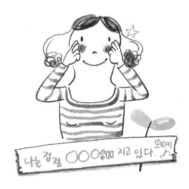

이때 안에 들어갈 이야기는 사람에 따라 얼마든지 바뀔 수 있습니다. 예를 들면 "난 왜 이렇게 하는 일마다 잘되는 거야" "나는 인기도 많지" 등등 자기가 듣고 싶은 말 또는 그렇게 되었으면 하는 말을 만들어 자기 암시를 하면 됩니다.

QR코드를 찍으면
자기 암시 웃음 동영상을 볼 수 있습니다.

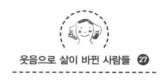

감사는 마음 웃기의 시작

어느 해 여름, 삼복더위에 웃음치료교실이 열렸다. 그날 참석한 분 중 최고령자인 86세 할아버지 한 분이 "허허허~ 감사합니다, 감사합니다"라는 말씀을 계속하셨다. 그 모습이 어떤 사람보다 멋져 보였다. 인생을 아름답게 사는 방법을 알고 계시다는 생각이 들었다.

"아이고~ 언니는 어디서 오셨어요? 오늘 제 옆에 앉아주셔서 감사합니다."

"여러분이 이렇게 참여해 주신 덕에 오늘도 웃음치료교실이 열릴 수 있게 되었습니다. 감사합니다."

이렇게 감사로 문을 연 웃음치료교실은 한 사람씩 돌

아가며 감사한 것들을 이야기하는 시간으로 이어졌다.

"밥 잘 먹어서 감사하고, 우리 딸이 애를 가져서 감사하고, 두 다리로 걸을 수 있어 감사하고, 가을 낙엽을 볼 수 있어 감사하고……"

끝없이 찾아지는 감사거리에 우리 스스로도 행복하고 놀라웠다.

어떤 남자 분은 이런 감사거리를 내놓았다.

"위장아, 미안하다. 내가 시도 때도 없이 술을 마구 먹었구나. 그런데도 이렇게 건강하게 잘 버텨주어 고맙구나. 항문아, 고맙다. 네가 있어 변을 참기도 하는구나. 발아, 고맙다. 네가 있어 여기까지 왔구나. 하하하하~"

지금 이 순간, 감사를 말하고 있다는 그 사실 하나만으로도 우리는 또 한 번 감사해야 했다. 감사는 마음 웃기의 시작이다. 억지로라도 하나씩 감사하다는 표현을 하다 보니 내 몸 어느 한 곳도 중요하지 않은 곳이 없다는 걸 알게 되었고, 의도된 웃음도 웃다 보면 진짜 웃음이 되는 것처럼 감사하다고 반복하다 보니 정말 감사한 마음으로 가득하게 된 귀한 시간이었다.

21일째

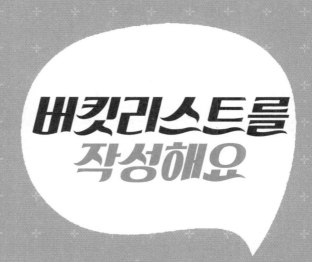

버킷리스트를
작성해요

죽기 전에 꼭 해보고 싶은 것들을 '버킷리스트'라고 하지요? 여러분의 버킷리스트에는 어떤 항목들이 들어 있나요? 많은 분들께 10분간의 시간을 주고, 하고 싶은 것 열 가지를 적어보라고 하면 의외로 쉽사리 적지 못하는 분이 많습니다.

〈버킷리스트〉라는 영화를 보면 두 명의 노년 남성이 병실 동기로 출연하는데요, 그들은 우연한 기회에 각자의 버킷리스트를 작성하게 되고, 그것을 함께 이루어나가자는 계획을 세웁니다. 그 영화 포스터에는 "마지막 순간까지 아낌없이 즐겨라"라는 카피가 붙어 있는데, 정말 이들은 죽는 그 순간까지 자신들의 버킷리스트를 이루어가며 행복하게 생을 마감합니다.

카레이싱과 스카이다이빙, 눈물 날 때까지 웃어보기, 가장 아름다운 소녀와 키스하기, 세렝게티에서 사냥하기, 문신하기 등등이 그들이 적은 리스트에 들어 있습니다. 거창해 보이는 것도 소소해 보이는 것도 모두 이들에겐 남은 시간을 즐겁게 도전하며 보낼 수 있게 만든 에너지원이었습니다.

우리가 어디엔가 마음을 두고 생각하고 그에 대해 자꾸 말한다는 것은 그것에 에너지를 주는 일입니다. 병에 대해 자꾸 생각하고 말하고 걱정하면 병이 더 잘 자라도록 물을 주는 것과 같습니다. 혹은 더 활활 타오르라고 장작을 대주는 것과 같지요. 그보다는 내가 이루고 싶고, 내가 살고 싶은 '버킷리스트'에 물을 주고 장작을 대주는 것이 훨씬 좋지 않을까요? 그러면서 꿈을 이룰 때마다 하나둘 지워가는 겁니다. 또 다른 꿈이 생기면 적어 넣기도 하면서요.

이런 꿈이 우리를 과거지향적인 삶에서 미래지향적인 삶으로 바꿔주기도 하는데요, 여기에는 웃음의 힘이 꼭 필요합니다. 웃다 보면 긍정의 감정이 싹트고, 더 많은 걸 하고 싶은 의욕이 생기게 마련이니까요. 이것이 야말로 우리를 건강하게 살게 하는 원동력이 됩니다.

웃음으로 화를, 욕심을, 스트레스를, 암을 태워 없애고, 그 자리에 가슴 벅참과 꿈, 설렘, 미래에 대한 계획을 채워 넣으세요. 웃음이 자리를 차지하는 만큼 슬픔과 스트레스와 암세포와 두려움 같은 부정적인 것들은 웃음에게, 희망에게 자리를 내어줄 수밖에 없습니다.

자, 이제 저와 함께 21일간의 코스를 마치셨는데요, 이제 웃음이 자연스럽게 몸에 찰싹 달라붙었나요? 저절로 입 꼬리가 살짝 올라가나요? 네모난 것들 앞에서 나도 모르게 "우후~" 소리를 내보게 되나요? 작은 일에도 쉽게 "어머나" 하고 감탄사가 터져 나오나요?

아직 잘 안 된다면 나만의 웃음 버킷리스트를 작성해 보면 좋습니다. 저의 웃음 버킷리스트를 먼저 소개할게요. 참고해서 여러분도 리스트를 만들어보시기 바라고요, 더 많이 웃고 더 많은 꿈을 꾸며 하루하루 감사와 행복 속에 사시기 바랍니다.

이임선의 웃음 버킷리스트

— 멋을 내자.(옷차림을 기분 좋게 바꾸고, 화장이나 신발, 헤 어스타일 등으로 나를 업시키자.)

— 누구든지 부담 없이 친절하게, 친밀하게 대하자.

— 남에게 즐거움을 주기 위해 1퍼센트 오버하자.

— 장난꾸러기가 되자.

— 오늘 처음 만나는 한 사람에게 한 가지 칭찬을 하고 활짝 웃어주자.

— 긍정적인 사고를 하자.

— 즐겁고 밝은 노래를 흥얼거리자.

— 여유가 있어야 한다. 5분 일찍 출근하자.

— 웃기는 사람들과 자주 만나자.

— 거울을 자주 보고 "매력 있다. 보기 좋다"고 자화자찬하자.

— 웃음은 미소가 아니라 호호, 하하, 깔깔 등 크게 소리 내어 웃을 때 효과가 있다. 이왕이면 더 크게 소리 내어 웃자.

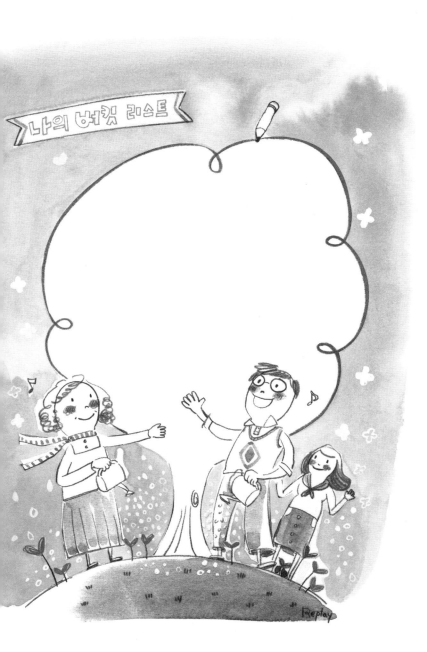

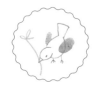

내가 만일 여행 간다면

잠시 노래 가사에 맞추어 생각해 봐요.

"내가 만일 여행 간다면 _____로 가고 싶어."

"미국으로 가서 _____을 만나고 싶어."

"애인을 만나고 나면 _____라고 말해줄 거야."

'여행 간다면'이라고 한 부분에 다른 이야기를 넣을 수도 있겠

지요?

"내가 만일 완치된다면" "퇴원한다면" "다이어트에 성공한다

면" "돈이 있다면" …… 그때 무엇을 하겠는지 상상해 보고 말로 표

현해 보세요. 그리고 지금 당장 내가 하고 싶은 것을 찾아보세요.

하고 싶은 것이 있어야 호기심이 생기고, 호기심이 생겨야 몸을 움직이게 됩니다. 관심 있는 일에 몸을 쓰면 신음소리가 아니라 환호성이 터져 나옵니다.

소원 성취 웃음

늘 소원하고 있는 일을 지금 막 이룬 것처럼 크게 말하고 웃어봅니다. 예를 들면 "어머~ 세상에, 안 팔리던 집이 팔렸다네" 하면서 실제 일어난 상황처럼 말을 하고 크게 웃어보는 것입니다. 그 예는 얼마든지 많겠지요? "어머, 내가 쓴 글이 책이 되어 나왔다네, 하하하하~" "어머, 완치판정 받았어, 하하하하~"

어때요? 기분 전환에 매우 유익한 웃음이랍니다.

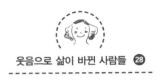

꿈의 다이어트를 성공하다

30대 후반의 독신 여성인 그녀는 고도 비만이었다. 자식처럼 돌보던 강아지가 죽은 뒤 외로움과 허전함을 달래기 위해 마구 먹어댔다. 직장에선 자판기 커피를 물처럼 마셨고, 냉장고 문을 수시로 열어젖혔다. 헬스클럽에도 다녔지만 운동 후 배고픔에 시달려 또 기름진 음식을 배불리 먹었고, 그러곤 엄청난 자책감에 시달렸다.

스트레스 상황에서는 지방을 분해하는 호르몬보다 지방을 합성하는 호르몬이 더 많이 분비되기 때문에 비만 치료에서 제일 먼저 하는 것이 스트레스 관리이다. 우리는 이른바 웃음 다이어트를 해보기로 했다. 크게 한 번 웃을 때마다 우리 몸의 근육 650개 가운데 231개가 움직이고, 얼굴 근육 80개 가운데 15개가 움직인다고 한다. 따라서 박장대소하며 크게 웃을 때는 많은 칼로리가 소모되어 다이어트 효과가 있다. 한바탕 웃고 나면 5분간 에어로빅을 했을 때와 같은 칼로리를 소모하고, 10~20분 정도 웃고 나면 5분간 격렬하게 노를 저을 때와 같은 칼로리가 소모된다는 연구 결과도 있다.

그녀는 일주일에 세 번, 30분씩 웃음 운동을 시작했다. 일상 생활에서는 커피 대신 웃음을 마시게 했다. 아울러 가장 즐거운 일을 찾아 그 일에 시간을 보내게 했다. 그녀가 찾은 일은 애견 미용을 공부하는 것이었다. 그러면서부터 그녀의 칼로리 섭취량이 확연히 줄기 시작했다. 몸무게도 조금씩 가벼워졌다.

마지막으로 목표한 달에 입을 예쁜 치마를 자신에게 선물하도록 했다. 그녀는 그 옷을 입기 위해서라도 더욱 열심히 웃으며 체중을 관리했다. 그리고 웃음 치료를 시작한 지 9개월, 그녀는 애당초 목표였던 10킬로그램 감량을 넘어 무려 14킬로그램을 감량에 성공했다.

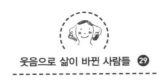
시어머니의 소원 성취 웃음

몇 년간 주기적으로 나가고 있는 농협 주관 주부대학 특강은 웃음 치료사로서 최상의 기쁨을 누릴 수 있는 무대여서 하고 나면 그 흥분이 며칠간은 지속된다.

3개월 전 그날도 주부대학 강의를 하고, 기립박수에 앙코르까지 받아서 내 입이 귀에 걸려 있던 날이었다.

핸드폰이 울려서 열어보니 시어머님이었다. 결혼한 지 29년차인데 85세인 시어머니께서 나에게 직접 전화를 해오신 건 아마도 그때가 처음이지 싶었다. 놀랍고 반가운 마음에 어떻게 전화를 다 하셨냐고 여쭸다.

"잘 지내는가 해서……"

조용한 시어머니의 어투와는 달리 나는 웃음 치료 후 들뜬 기분에 진심으로 이렇게 대답했다.

"어머니, 너무 잘 지내서 죄송해요!"

어머니는 그러면 됐다는 듯, 이제 그만 끊자 하셨다.

그런데 다음날 또 시어머니로부터 전화가 걸려왔다. 순간 '우리 어머니께서 돌아가시려나?' 싶었다. 그날도 그저 잘 지내나 싶어서 전화하셨단다.

나는 웃음 치료의 부작용이라고나 할까? 아니면 작은 용기라고 해야 할까? 나의 웃음끼, 똘끼가 발현이 되어 "어머님, 며느리가 바빠서 전화를 자주 못 드려 죄송한데 어머님께서 매일 저녁 여덟시에서 아홉시 사이에 전화를 주시면 안 될까요? 어머니께서 전화를 안 하시면 벌금 만 원을 내고, 어머니 전화를 못 받으면 제가 만 원을 내는 걸로 하고요"라고 말씀을 드렸다.

"그래? 그래 볼까?"

나는 어머니의 이 대답에 또 한 번 놀랐다. 평소 "밥 잘 챙겨먹어라" "차 조심해라" 외엔 어떤 강요도 없으시고, 장난기라고는 들깨만큼도 없으신 분이었기에 이런 얼토당토않고 뜬금없는 제안을 받아주시리라곤 상상하지 못했기 때문이다.

그렇게 시어머니와의 전화 통화가 시작되었다.

"저녁 드셨어요?"

"그래 먹었다."

다음을 이어갈 이야기가 없다. 좀 다르게 질문하고 어머니의 기억력을 키워줄 묘책을 생각해야 했다.

그때 떠오른 것이 서울대병원에서 암환자 웃음 치료할 때 자주 사용했던 소원 성취 웃음 기법이었다.

전화가 왔다. 받자마자 "여보세요"라는 말 대신에 "호호호호호" 웃음소리를 먼저 들려드린 뒤 "어머님! 어머님! 우리 어머님! 오늘부터는 노래하듯이 천천히 제가 이야기를 할 테니 잘 듣고 말씀하세요!" 하니 다소 놀라신 듯하면서도 "그래, 그러마" 하신다.

'생일 축하합니다' 노래에 맞추어 "전화~전화 주셔서~벌금 만 원 없어요!" 하니 어머니는 "그래도 니가 벌금 달라는 대로 다 줄게" 하신다.

이렇게 약간의 운율을 넣은 대화와 벌금을 핑계로

시어머니와의 전화는 계속됐다.

"어머님! 어머님! 어머님!"

"왜?"

"아침나절 무슨 일~ 얼마만큼 했나요?"

어머니는 깨밭에 가서 쓰러진 '깨 작대기' 꽂아 세우고, 조랑조랑 매달린 붉은 고추도 따고, 콩밭 고랑 사이사이에 심어둔 마늘도 빼서 매달아 뒀다시며 하루 있었던 일들을 줄줄이 읊어주셨다. 아~ 이렇게나 이야기가 하고 싶으셨구나 싶었다.

이렇게 시어머님과 노래하듯 전화를 한 지 두 달이 되어가던 날, "이제는 니 목소리만 들어도 좋다" 하신다.

소원 성취 웃음 2단계를 실시할 시기가 왔다.

"어머님! 오늘부터 원하는 것 한 가지씩 말씀해 주시면 며느리가 소원을 이루게 해드릴게요! 뭐라도 좋으니 말씀하시기예요! 어머님 오늘 소원이 뭐예요?"

"참깨 심어둔 거, 안 넘어지는 게 소원이다."

참깨가 쓰러질까봐 비만 오면 걱정이시라더니 이런 소원을 말씀하셨다.

"큰소리로 '아하하하~~ 내 참깨는 안 쓰러졌다! 내 참깨는 안 쓰러졌다' 이렇게 말씀해 보세요!"

"우찌 사람이 그런 거짓말을 하는고! 내가 밭에 나가서 깨밭 보고 와서 말할게."

이렇게 소박하고 자상하신 시어머니의 이야기를 듣다 보면 어머니의 일상이 그렇게 고울 수가 없다.

어머니의 일주일간 소원은 이랬다. 참깨 쓰러지지 않는 것, 콩밭에 숨어 콩 파먹는 두더지 나타나지 않는 것, 마흔 다 되어가는 손자 장가간다는 소식 듣는 것, 오래오래 내 발로 걸어서 화장실 다니는 것, 그리고 거기에 하나 덧붙여 "이렇게 너랑 벌금내기 하면서 오래도록 웃음소리 듣고 싶다" 하셨다.

시어머님의 소원이 너무 소박하여 그 소원을 듣고 있자면 나도 모르게 슬며시 미소가 지어지곤 한다.

심장이 뛰어줄 때 마음껏 웃어요

살면서 심장이 쿵! 내려앉고 손발이 후들후들 떨리는 일이 누구에게나 한두 번쯤은 있습니다. 물론 이와는 반대로 너무 좋아서 심쿵! 하는 순간도 있지요.

저는 웃음 치료 일을 하면서 너무 당황하여 '심쿵'한 순간이 있었는데, 제가 웃음치료사로 나선 지 얼마 안 되었을 때의 일이에요. 분당서울대병원 개원 2주년 기념으로 열린 노인들 대상의 웃음 치료 행사장이었는데, 저는 그날 담당자와 충분히 상의를 했다고 생각했고, 분장이며 음악이며 모든 것을 준비해 시작을 했습니다. 그런데 행사장에 앉아 있는 노인들로부터 아무런 반응이 없는 거예요. 제가 무슨 짓을 해도 아무도 반응을 보이지 않았습니다. 세상에~ 어르신들 귀가 잘 들리지 않는다는 사실을 파악하지 못한 거예요. 30분 시간이 주어졌지만, 10분 만에 끝내고 화장실에 가서 20분 동안 울었습니다.

한참을 그렇게 울다가 거울을 본 순간 내 몰골에 그만 웃음이 터지고 말았습니다. 마스카라가 눈물에 젖어 시커멓게 흘러내린 우스꽝스런 모습이었는데, 저는 이 모습을 보며 깨달았죠.

'그래, 보여주는 거야!'

그때 저는 환자와 노인 대상의 웃음 치료는 귀와 눈을 동시에 즐겁게 해야 한다는 깨달음을 얻었습니다. 그런 일을 겪은 뒤 저는 지금까지도 어르신들 대상으로 한 웃음 치료가 제일 즐겁습니다.

또 다른 의미로 '심쿵'한 날도 있습니다. 4년 전쯤, 국립재활원과 연대 세브란스 재활의학과에서, 중증장애인들에게 운동이 가해졌을 때 그들 건강에 어떤 영향을 미치는지 연구중이었는데, 그 프로그램의 일환으로 마지막 시간에 제 웃음 운동이 시도되었죠.

마흔 명의 환자들이 전동 휠체어에 몸을 기댄 채 저를 기다리고 있었는데요, 그들이 눈빛으로 이렇게 말하고 있는 것 같았습니다. "너는 사지가 멀쩡하니까 웃지. 우리는 너처럼 웃을 수가 없다고. 우리는 웃고 싶어도 웃음이 없는 사람이니까, 웃기지 말고 얼른 가라!" 어디서 웃음을 끌어내야 할지 막막하더군요.

웃음 치료 강의 때 이렇게 무시무시한 침묵이 흘러본 적이 없는데, 제 소개를 하고 나니 다시 무거운 침묵이 흘렀습니다. 어찌해야 하나 잠시 생각하다 그들에게 이렇게 고백을 했어요.

"여러분, 저의 집에도 장애인이 두 사람 있습니다. 친정아버지께서는 대장암 말기로 6년째 인공 항문으로 두 시간마다 변을 받아내야 하는 회장루를 갖고 계시고, 남편은 결혼 날짜 잡아두고 한 달 전에 교통사고를 당해 1년간 병원에 누워 있다가 발목이 자유롭지 못해 장애 등급을 받았습니다. 1년 뒤 휠체어로 몇 달을 다녔고, 이후 목발로 걷다가 다시 다리가 부러져서 세 번의 대수술을 받았어요. 남편도 장애인입니다만, 저랑 함께 웃으면서 잘살고 있습니다."

이렇게 서두를 열자 그때서야 그들의 눈빛이 풀어지고 마음의 문이 조금 열린 게 느껴지더군요. 그 열린 틈새로 미친 듯이 웃음이 들어가기 시작했고, 뒤에서 지켜보던 수많은 의료진이 최고라며 엄지손가락을 치켜세웠습니다. 마칠 무렵엔 마흔 명 모두 얼굴이 해바라기처럼 환해졌고, 그들은 처음으로 행복한 시간이었노라고 제게 이야기해 주었고요.

지하철까지 걸어오는데 저도 모르게 혼잣말로 '너 참 잘했다. 웃음 치료 하기를 참 잘했다' 그렇게 말하고 있더군요. 동시에 나에게 물었습니다. '다음에 다시 태어나면 누구로 태어날래?' 그러자 '웃음 치료 간호사 이임선으로 태어나고 싶다'고 대답하는 목소리가 들렸습니다. 내 대답에 나 스스로 가볍게 심쿵! 하는 걸 느낄 수 있었죠.

언제나 음치, 박치, 몸치에 노래를 못 불러 다시 태어나면 김건모 같은 가수로 태어나고 싶다고 입버릇처럼 말했던 내가 그날 이후로는 다시 태어나도 웃음 치료 간호사 이임선으로 태어나고 싶다고 말하고 있었습니다.

웃음 덕에 저는 이렇게 다시 태어나도 또 내가 되고 싶은 사람이 되었고, 내가 선택한 삶에 더 기쁘게 헌신할 수 있는 힘을 얻고 있습니다. 이 웃음을 안고 저는 오늘도 웃음이 필요한 곳으로 갑니다. 그리고 그들과 함께 심장이 뜨거워지도록 웃는답니다. 심장이 뛰어줄 때, 웃을 수 있을 때, 마음껏 웃으세요. 그리고 내가 나를 감동시키는 '심쿵!'의 순간들을 더 많이 만들어봅시다. 먼 훗날 남는 것은 마음껏 웃고 웃었던 그 시간에 대한 기억뿐일 테니까요.

웃음은 강도가 아니라 빈도가 중요합니다

Q. 웃음이 건강과 치료에 실질적인 영향을 미치나요?

A. 웃음은 전신 운동에 준하는 에너지를 필요로 합니다. 신체의 기능을 극대화하여 신경계, 내분비계, 면역계 등 모든 기관에 영향을 미칩니다. 심리적·정서적 안정감은 말할 것도 없고요. 웃는 활동은 외부의 차가운 공기를 유입해서 뇌의 온도를 낮춰주고 눈, 코, 입과 같은 얼굴 전반을 움직이도록 하여 뇌와 신경을 자극하게 됩니다.

이러한 자극을 통해 코르티솔이나 에피네프린과 같은 스트레스 호르몬은 감소시키고 엔도르핀과 같은 건강 증진 호르몬은 증가시키며, 흉선에서 성숙 분화하는 T세포의 효율성을 향상시키고, 항체 생성을 도와 면역 체계도 강화시켜 줍니다.

Q. 신경계, 내분비계, 면역계 등 모든 기관에 영향을 미친다고 하셨는데요, 좀 더 구체적인 설명을 듣고 싶습니다.

A. 신경계부터 살펴볼까요? 우리 몸을 지배하는 신경에는 교감신경과 부교감신경이 있지요. 뇌가 웃음을 지각하면 뇌하수체에서 엔도르핀이나 엔케팔린 같은 자연 진통제natural pain killers가 생성되고, 혈액 내 코르티솔의 양을 줄여줍니다. 긴장을 완화해 주고 동맥은 이완되어 혈액 순환에도 도움이 되고, 혈압은 낮아집니다.

호흡기계를 살펴보면, 크게 웃을 때 많은 양의 산소를 들이마시게 되고, 자연스럽게 복식 호흡을 하게 됩니다. 또 모든 장기는 근육과 연결되어 움직이지만, 폐는 유일하게 근육과 떨어져 늑간의 근육과 횡격막의 힘을 빌려 움직이게 됩니다. 그런데 웃음을 통해 발성 연습을 하게 되면 횡격막, 늑간 사이의 근육, 후두 등을 이루는 호흡 근육이 튼튼해집니다. 그러니까 크게 웃으면 자연스레 복식 호흡을 하게 되고, 심장 박동수가 증가하면서 심폐 기능이 강화되며 호흡 근육도 튼튼해질 수 있는 겁니다.

심혈관계에도 영향을 미치는데요, 웃을 때는 혈관이 확장되며 동맥이 이완되고 혈압은 낮아진다고 했잖아요? 그뿐 아니라 혈관 내피세포 내에서 나이트릭 옥사이드 같은 물질을 활성화하는데, 이 화학 물질은 연속적인 화학 반응을 통해 혈액의 끈적임을 줄여주고, 동맥경화와 혈액 유입 등에도 영향을 미치게 됩니다.

웃음은 소화에도 도움을 줍니다. 이완이 된 상태에서 사람들은 자연스레 입을 벌리게 됩니다. 화가 났거나 경직되어 있을 때 턱 근육에 힘이 들어가는데, 반대로 이완되어 있을 때는 턱 근육에 힘이 풀리고 입이 벌어지지요. 입을 벌리고 웃는다는 것은 침의 분비량이 많아진다는 뜻이기도 한데요, 침 속에는 탄수화물을 소화시키는 아밀라아제가 충분하여 소화를 촉진시키게 됩니다. 또한 뇌 12신경 중에 10번 미주신경을 자극해 소화기계를 원활하게 하여 설사와 변비를 조절해 주기도 합니다.

마지막으로 면역계를 살펴보면, 큰 웃음은 고혈압이나 스트레스 등 질병에 대한 면역력을 높여주고, 자연 살해 세포natural killer cell의 활성도도 급격히 높여줍니다. 미국 하버드대의 연구에 따르면 5분 정도 크게 웃을 경우 자연 살해 세포의 활동이 5시간 정도 지속되는 것으로 나타났습니다.

Q. 정서적인 면이나 일상 생활에서도 도움되는 면이 있나요?

A. 스트레스 조절 능력이 향상되고, 우울이나 불안이 감소되는 건 두말 할 필요 없고요, 웃음은 질병이나 자신의 현 상태를 올바르게 수용하게 도와주기도 하고, 불안이나 공황장애로부터도 벗어나게 해주지요.

또 기분이 좋을 때 사람들은 더 뛰어난 학습 능력을 갖게 되고 결정 능력도 좋아져 훨씬 신속하고 효과적인 결정을 내릴 수 있다고 합니다. 긍정적인 기분은 창의력을 촉진시키고, 도전적인 상황에도 적극적으로 반응할 수 있도록 동기부여를 해준다고 해요. 의도된 웃음일지라도 우리의 삶을 좋은 방향으로 이끌어준다고 볼 수 있습니다.

Q. 여러 가지 웃음 기법들을 개발하셨는데, 이런 기법들은 어떻게 개발하게 되었나요?

A. 저는 병원에서 주로 암환자들을 대상으로 웃음 치료를 해왔는데, 그러다 보니 치료와 건강을 생각하지 않을 수 없었습니다. 하지만 억지웃음이 아닌 자연스럽고 순수한 웃음이어야 사람들이 절박한 상황 속에서도 쉽게 웃을 수 있더라고요. 그래서 습관적으로 매일매일 떠오르는 웃음 아이디어들을 기록해 두었다가 웃음 기법으로 발전시켰고, 어떤 웃음 기법에 환자분들이 가장 자연스럽게 웃음을 터뜨리는지 분석하게 되었습니다.

그러면서 많은 사람들이 가장 잘 반응하는 웃음 기법들이 골라졌는데요, 바로 이 책에서 소개하는 자아 존중감을 키우는 웃음 기법이라든지 동물 흉내를 내는 웃음 기법들이 그런 것들입니다. 사람들은 유치하고 자연스러운 것에 가장 크고 아름다운 웃음을 짓더라고요.

저는 특히 동물들 모습에서 웃음 기법의 많은 것들을 착안했는데, 유난히 웃지 않는 남성분들이 이런 웃음 기법에 크게 폭소를 터뜨리더군요. 그래서 아직까지도 이런 웃음 기법들이 살아 움직일 수 있는 것 같습니다.

Q. 생활 속에서 쉽게 웃음을 실천할 수 있는 팁을 주신다면요?

A. 이미 이 책에 21일 코스로 다 적어놓긴 했지만, 몇 가지만 추려달라고 한다면 이렇게 말하고 싶네요.

첫째, 기분이 별로여도 입 꼬리를 자주 올려라.

웃을 일이 있으면 일부러 더 크게, 더 오랫동안 온몸으로 웃고, 기분이 별로일 때는 입 꼬리라도 살짝 올려보라고 말하고 싶습니다.

둘째, 살기가 힘들어도 어깨를 세워라.

움츠려진 어깨는 마음도 움츠리게 만듭니다. 어깨를 활짝 펴고 "나는 날마다 모든 면에서 점점 더 좋아지고 있다"고 소리쳐 보세요.

세 번째, 내 발로 걸을 수 있다면 엉덩이를 흔들어라.

기분이 좋아야만 할 수 있는 동작이 박장대소와 엉덩이 흔드는 일인데요, 살짝살짝 엉덩이 흔들기를 자주 하라고 말씀드리고 싶어요. 나이가 들면 엉덩이 흔들기가 지구를 흔들기만큼이나 어렵답니다.

넷째, 소소한 일상에 감사하라.

일상 속에 소소한 재미와 웃음의 요소를 잘 찾아보면 웃을 일은 천지입니다.

다섯째, 웃음의 시간과 장소, 양을 정해놓자.

운동을 하듯 최소한의 웃음을 웃을 수 있도록 시간과 장소, 웃음의 양을 정해놓고 웃어보세요. 생각보다 더 자주 웃을 수 있습니다. 예를 들면 아침에 눈뜨면 화장실에서 사자 웃음을 하고, 하루 30초 입 꼬리 올리고, 전화 받기 전에 "우후~"한 번씩 해주고…… 그런 식으로 정해놓고 연습하는 것도 도움이 됩니다.

여섯 째, 웃음 친구를 만들자.

상대를 정해 날마다 정해진 시간에 잊지 않고 통화하며 즐거운 대화를 나누며 웃어보세요. 우리 아버지와 침샘 암을 앓았던 이경수 님은 한 병실 동료였는데 퇴원 후에도 하루 5분씩 전화 통화를 통해 서로에게 웃음 보약을 달여주곤 했지요.

일곱째, 가족과 함께 웃는 시간을 정하라.

웃음 공간을 정하고 그곳에서 하루에 한 번 가족이 모여 함께 웃어보세요. 현관을 웃음 공간으로 정했다면 남편이 출근하거나 아이들이 등교하기 전 온 가족이 모여, 서로 꼭 안아주거나 "사랑한다"고 말하면서 얼굴에 미소를 지어보는 겁니다. 하루가 더 즐거워집니다.

또 가족과 함께 야외로 나갔다면 황제펭귄 웃음 릴레이를 해도 좋은 웃음 운동이 되고, 서로 등을 댄 채 지렁이 댄스로 비비며 밀기를 해도 좋습니다. 아이들이 얼마나 컸는지 더 실감나게도 되지만, 무엇보다 엄마 아빠보다 힘이 더 세진 아이들의 등을 맞대고 있으면 얼마나 든든한지 모릅니다.

Q. 마지막으로 웃음에 대해 한 말씀 해주신다면요?

A. 웃음은 강도가 아닌 빈도가 중요합니다. 365일 중에 생일날 하루 크게 웃는다고 효과가 있는 게 아니라,

작은 웃음일지라도 매일 자주 웃는 것이 더 중요합니다.

이 책에 소개한 웃음 기법들을 날짜별로 21일간만 하면, 온몸에 웃음이 자연스럽게 배어들어 습관이 될 수 있습니다. 혼자 하기 어려운 분들은 동영상을 보며 따라하다 보면 저절로 웃음보가 자극될 겁니다. 21일 간의 이런저런 웃음 기법들을 통해 나와 나, 나와 가족, 나와 이웃들과 더 아름답고 유쾌한 소통을 해나가길 기원합니다.

샨티 회원제도 안내

샨티는 사람과 사람, 사람과 자연, 사람과 신과의 관계 회복에 보탬이 되는 책을 내고자 합니다. 만드는 사람과 읽는 사람이 직접 만나고 소통하고 나누기 위해 회원제도를 두었습니다. 책의 내용이 글자에서 머무는 것이 아니라 우리의 삶으로 젖어들 수 있도록 함께 고민하고 실험하고자 합니다. 여러분들이 나누어주시는 선한 에너지를 바탕으로 몸과 마음과 영혼에 밥이 되는 책을 만들고, 즐거움과 행복, 치유와 성장을 돕는 자리를 만들어 더 많은 사람들과 고루 나누겠습니다.

샨티의 회원이 되시면

샨티 회원에는 잎새·줄기·뿌리(개인/기업)회원이 있습니다. 잎새회원은 회비 10만 원으로 샨티의 책 10권을, 줄기회원은 회비 30만 원으로 33권을, 뿌리회원은 개인 100만 원, 기업/단체는 200만 원으로 100권을 받으실 수 있습니다. 그 외에도,

- 신간 안내 및 각종 행사와 유익한 정보를 담은 〈샨티 소식〉을 보내드립니다.
- 샨티가 주최하거나 후원·협찬하는 행사에 초대하고 할인 혜택도 드립니다.
- 뿌리회원의 경우, 샨티의 모든 책에 개인 이름 또는 회사 로고가 들어갑니다.
- 모든 회원은 샨티의 친구 회사에서 프로그램 및 물건을 이용 또는 구입하실 때 할인 혜택을 받을 수 있습니다.
- 샨티의 책들 및 회원제도, 친구 회사에 대한 자세한 사항은 샨티 블로그 http://blog.naver.com/shantibooks를 참조하십시오.

산티의 뿌리회원이 되어
'몸과 마음과 영혼의 평화를 위한 책'을 만들고 나누는 데
함께해 주신 분들께 깊이 감사드립니다.

뿌리회원(개인)

이슬, 이원태, 최은숙, 노을이, 김인식, 은비, 여랑, 윤석희, 하성주, 김명중, 산나무, 일부, 박은미, 정진용, 최미희, 최종규, 박태웅, 송숙희, 황안나, 최경실, 유재원, 홍윤경, 서화범, 이주영, 오수익, 문경보, 최종진, 여희숙, 조성환, 김영란, 풀꽃, 백수영, 황지숙, 박재신, 염진섭, 이현주, 이재길, 이춘복, 장완, 한명숙, 이세훈, 이종기, 현재연, 문소영, 유귀자, 윤홍용, 김종휘, 이성모, 보리, 문수경, 전장호, 이진, 최애영, 김진회, 백예인, 이강선, 박진규, 이욱현, 최훈동, 이상운, 이산옥, 김진선, 심재한, 안필현, 육성철, 신용우, 곽지희, 전수영, 기숙희, 김명철, 장미경, 정정희, 변승식, 주중식, 이삼기, 홍성관, 이동현, 김혜영, 김진이, 추경희, 해다운, 서곤, 강서진, 이조완, 조영희, 이다겸, 이미경, 김우, 조금자, 김승한, 주승동, 김옥남, 다사, 이영희, 이기주, 오선희, 김아름, 명혜진, 장애리

뿌리회원(단체/기업)

주/김정문알로에 KIM JEONG MOON ALOE CO. LTD. 환경재단 design Vita PN풍년

사법인한국가족상담협회·한국가족상담센터 생각과느낌 소아청소년 성인 몸 마음 클리닉

경일신경과 | 내과의원 순수피부과 SoonSoo Skin Clinic 월간 풍경소리 FUERZA

회원이 아니더라도 이메일(shantibooks@naver.com)로 이름과 전화번호, 주소를 보내주시면 독자회원으로 등록되어 신간과 각종 행사 안내를 이메일로 받아 보실 수 있습니다.

전화 : 02-3143-6360 팩스 : 02-6455-6367
이메일 : shantibooks@naver.com